Schnarchen und andere Schlafstörungen

Gesunder Schlaf ist lebenswichtig

Ursachen | Diagnostik | Therapien

Rolf Hinz

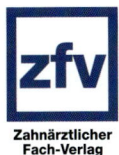

Für die Zurverfügungstellung von Bild- und Textmaterial gilt unser ausdrücklicher Dank folgenden Unternehmen:

Heinen + Löwenstein GmbH & Co. KG, Bad Ems
ResMed, Martinsried
Sanofi-Aventis Deutschland GmbH, Frankfurt

Alle Rechte vorbehalten · Nachdruck, auch auszugsweise, verboten
Autor: Rolf Hinz · Lektorat: Christiane Fork, Herne
Layout/Satz: Walter Beucher, Berlin
Druck: Griebsch & Rochol Druck GmbH & Co. KG, Hamm
© Zahnärztlicher Fach-Verlag (zfv), Herne 2011
Bestell-Nr. 68003 · ISBN 978-3-941169-31-9

INHALT

Ein Wort zuvor 6

1 Über den Schlaf 9
2 Schlafstadien und ihre Bedeutung 21
3 Der gestörte Schlaf 29
4 Gestörter Rhythmus der „inneren Uhr" 35
5 Schlafstörungen in unterschiedlichen Lebensaltern 39
6 Folgen des nicht-erholsamen Schlafes 53
7 Ratschläge für den erholsamen Schlaf 59
8 Hilfe, mein Mann schnarcht … 63
9 „Schnarch-Schienen" – eine echte Hilfe 71
10 Schlafbezogene Bewegungsstörungen 81
11 Schlafmedizinische Untersuchungen 97
12 Der Weg ins Schlaflabor 109
13 Schlafmittel 129
14 Operative Eingriffe 133
15 Glossar 139

Literatur- und Abbildungsverzeichnis 144

Ein Wort zuvor

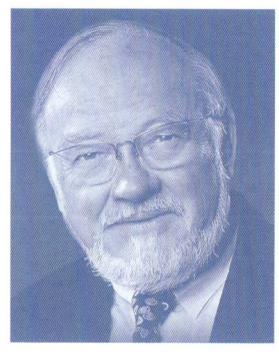

Hast du gut geschlafen? Ca. 25 % aller Erwachsenen und ähnlich viele Kinder und Jugendliche beantworten diese Frage mit NEIN. Wie Umfragen seit Jahren bestätigen, klagt ein Viertel unserer Bevölkerung über Schlafstörungen – Kinder, Jugendliche und Erwachsene. Mit steigender Tendenz.

Dabei ist gesunder Schlaf lebenswichtig!

Durch frühzeitiges Erkennen der Ursachen können Verhaltensänderungen bereits zur Verbesserung des Schlafes beitragen. Allerdings nur, wenn Betroffene und ihre Angehörigen ausreichend über die Voraussetzungen für einen guten Schlaf informiert sind. Denn das Wissen um die Ursachen und Zusammenhänge erlaubt es, Schlafstörungen durch präventive Maßnahmen weitestgehend zu vermeiden.

Deshalb sieht dieser Ratgeber seine Aufgabe besonders darin, die Gründe von Schlafstörungen, präventive Maßnahmen und notwendige Verhaltensänderungen sowie mögliche Behandlungen verständlicher zu machen.

Werden Schlafstörungen und schlafmedizinische Erkrankungen frühzeitig erkannt, können sie nicht nur erfolgreich behandelt, sondern zukünftig auch vermindert oder durch Vorsorge verhindert werden.

EIN WORT ZUVOR

Die Vielzahl der unterschiedlichen Schlafstörungen macht eine gezielte medizinische Behandlung durch apparative, maschinelle oder medikamentöse Maßnahmen erforderlich.

Mein wichtigster Rat: Vertrauen Sie der ärztlichen und schlafmedizinischen Diagnostik, sie wird Ihnen weiterhelfen.

In diesem Sinne wünsche ich Ihnen für jede Nacht einen erholsamen Schlaf und einen guten Tag!

Ihr
Prof. Dr. Rolf Hinz

Über den Schlaf

Schlaf ist lebenswichtig
Geschichtliche Entwicklung
Wie viel Schlaf braucht der Mensch?
Nachholen, trainieren oder auf Vorrat schlafen?
Ist Mittagsschlaf sinnvoll?
Über Eulen und Lerchen
Empfehlungen für einen erholsamen Schlaf
Übergewicht als Ursache von Schlafstörungen
Fetteinlagerung im oberen Atemweg

ÜBER DEN SCHLAF

Schlaf ist lebenswichtig

Ein Drittel des Lebens „verschlafen" wir Menschen. Doch der Schlaf ist unverzichtbar für unsere Gesundheit. Wird die Schlafzeit eingeschränkt oder wird der Schlaf gestört, büßt er seine Erholungsfunktion ein. Müdigkeit und allgemeine Leistungseinschränkungen am Tage oder gar Krankheit sind die Folgen.

Von der Wissenschaft wurde die Bedeutung des Schlafes lange Zeit ignoriert. Die Medizin interessierte sich wenig für die Bedeutung der nächtlichen Ruhestunden. Sie wurde für die Körperfunktionen als „verlorene Zeit" angesehen. Der Schlaf galt als passiver Zustand, der im Gegensatz zum Wachsein sämtliche Körperfunktionen auf ein Minimum einschränkt.

Erst vor ca. 80 Jahren entdeckte ein deutscher Neurologe und Psychiater, wie Hirnströme elektrisch gemessen und registriert werden können. Da sie sich phasenweise in ihrer Größe und Frequenz ändern, können auch bestimmte Schlaftiefen bzw. Schlafstadien bestimmt werden.

Dass im Schlaf Perioden mit wiederkehrenden schnellen Augenbewegungen auftreten, fanden amerikanische Forscher vor rund 60 Jahren heraus und bezeichneten sie als REM-Phase (**R**apid-**E**ye-**M**ovement).

Auf diesen Erkenntnissen basiert die Erforschung des Schlafes im Schlaflabor, mit der bewiesen werden konnte, dass fast alle medizinischen Disziplinen mit der Schlafmedizin in Verbindung stehen – auch die Zahnheilkunde.

ÜBER DEN SCHLAF

Geschichtliche Entwicklung

Bereits 400 v. Chr. beschrieb der griechische Gelehrte Hippokrates, dass ein Nasenpolyp Schnarchen verursacht und wie dieser operativ entfernt werden kann.

Um Dionysius (360 – 305 v. Chr.) nachts wach zu halten und ihn bei langen Atempausen (Schlafapnoe) vor dem Erstickungstod zu bewahren, setzten Ärzte ihm Goldnadeln in die Bauchdecke.

Aus der Römerzeit (4. Jh. v. Chr. bis 5. Jh. n. Chr.) sind zangenartige Instrumente aus Bronze erhalten, mit denen man die Gaumenzäpfchen (Uvula) entfernte.

1510 zeichnete Leonardo da Vinci die Mandeln (Gaumentonsillen) und das Gaumenzäpfchen, deren Entfernung im 16. Jahrhundert in Frankreich zur Behebung des Schnarchens beschrieben wurde.

1858 wird in Heilbronn über eine erfolgreiche Behandlung schnarchender Kinder durch Entfernung der Rachenmandeln (Tonsillektomie) berichtet.

Erst 100 Jahre später konnte durch die elektronische Schlafstadien- und Funktionsüberwachung (nächtliche Polysomnographie) im Schlaflabor bewiesen werden, dass durch die Entfernung der Rachenpolypen und Gaumenmandeln (Adenotonsillektomie) bei Kindern eine schlafbezogene Atmungsstörung mit Atemstillstand (obstruktive Schlafapnoe) behoben werden kann.

Um Schnarchen und Schlafapnoen bei Erwachsenen zu beheben, führen Hals-Nasen-Ohren-Ärzte (HNO-Ärzte) seit den 1950er Jahren in größerem Umfang operative Eingriffe zur Verkleinerung des weichen Gaumens durch.

ÜBER DEN SCHLAF

In den letzten zwei Jahrzehnten ist jedoch ein klarer Trend zu erkennen, von den radikalen Formen eines operativen Eingriffs im oberen Rachenraum abzukommen und komplikationsärmeren Techniken der Weichteilgaumen-Chirurgie den Vorzug einzuräumen.

Auch bei Verengungen im Nasenbereich und Einschränkungen der Nasenatmung sind HNO-ärztliche Eingriffe notwendig. Sie haben aber kaum Einfluss auf schlafbezogene Atmungsstörungen.

Ein zu weit nach hinten liegender Unterkiefer kann zur Einengung des hinteren Rachenraumes (Pharyngealraum) führen und bei jüngeren Menschen eine ausgeprägte schlafbezogene Atmungsstörung mit Atemstillstand verursachen. Sie kann durch einen kieferchirurgischen Eingriff, bei dem die Lage der Kiefer zueinander korrigiert wird, behoben werden.

Um eine ausgeprägte Schlafapnoe dauerhaft zu beseitigen, wurde 1990 in Marburg die operative Vorverlagerung beider Kiefer – und damit die nachhaltige Veränderung der skelettalen Verhältnisse – erfolgreich eingeführt.

Keine Heilung, aber einen störungsfreien erholsamen Schlaf ermöglicht die seit 20 Jahren erprobte „Kontinuierliche Überdruckbeatmung" mit einer Nasen- und Gesichtsmaske: Sie hält während des Schlafes die oberen Atmungswege offen und verhindert so Schnarchen und Atemstillstände.

Das Gleiche gilt auch für die vom Zahnarzt angefertigten Schnarchschienen. Sie schieben den Unterkiefer und gleichzeitig die Zunge nach vorne, halten den Atemweg frei und unterbinden das Schnarchen.

ÜBER DEN SCHLAF

Wie viel Schlaf braucht der Mensch?

Schlafbedarf und Schlafdauer sind altersabhängig: Je älter der Mensch wird, desto weniger Schlaf benötigt er.

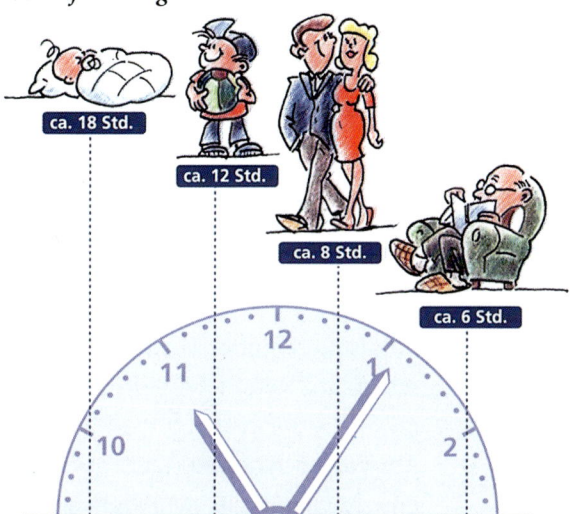

- Säuglinge verschlafen von 24 rund 16 Stunden
- Kleinkinder schlafen ca. 12 Stunden täglich
- Erwachsene brauchen sieben bis neun Stunden und
- ältere Menschen benötigen nur knapp sechs Stunden Schlaf.

Ein Säugling verbringt die Hälfte seiner langen Schlafzeit im REM-Schlaf, der besonders wichtig für sein Wachstum ist. Bei Heranwachsenden beträgt diese Schlafphase nur noch 25 %.

Mit zunehmendem Alter nimmt auch der Tiefschlaf (Non-REM-Schlafphasen 3 und 4) drastisch ab: Vom 40. Lebensjahr an beträgt er nur noch 5 % der Gesamt-Schlafzeit.

> **Fazit:** !
>
> Nicht die Schlafdauer, sondern die Qualität des Schlafes bestimmt das Wohlsein und die Leistungsfähigkeit am Tage.

ÜBER DEN SCHLAF

Nachholen, trainieren oder auf Vorrat schlafen?

Schlaf nachholen
Unabhängig davon, wie und warum ein Schlafdefizit entstanden ist: Schlaf lässt sich nachholen. Ob eine Nacht oder mehrere Nächte, ob private Feiern, die Erfüllung dringender Terminaufgaben oder Erkältungskrankheiten eine mangelnde Schlafzeit zur Folge hatten, spielt keine Rolle.

Der Ausgleich eines Schlafdefizits erfolgt nicht schlagartig durch früheres Schlafengehen oder späteres Aufstehen. Es reicht, sich zur gewohnten Zeit schlafen zu legen. Denn der Schlafrhythmus steuert automatisch eine Verlängerung der erholsamen Tiefschlaf- auf Kosten der Leichtschlafphasen.

Auf Vorrat schlafen
Durch willkürliche Schlafzeitverlängerung lässt sich Schlaf nicht „bevorraten". Am Morgen vor körperlichen Anstrengungen, sportlichen Leistungen oder Prüfungen reicht es, normal ausgeschlafen zu sein.

Vorgezogenes Schlafen mit dem Ziel, unbedingt ausgeruht sein zu wollen, kann einen so hohen Erwartungsdruck aufbauen, dass exakt das Gegenteil eintreten kann.

Aber es ist durchaus möglich, sich durch einen etwas längeren Mittagsschlaf auf eine zu erwartende lange Nacht vorzubereiten und so auch zu später Stunde noch munter zu bleiben.

Schlaf trainieren
Bei Einschlaf- oder Durchschlafstörungen wieder einen erholsamen Schlaf zu erlangen, ist zwar nicht von heute auf morgen

ÜBER DEN SCHLAF

möglich, aber mit Geduld und konsequenter Befolgung vorgeschlagener und geübter Maßnahmen trainierbar.

Voraussetzung ist,
- dass keine organischen Ursachen vorliegen, die zu schlafbezogenen Atmungsstörungen wie einer Schlafapnoe (Schnarchen mit Atemaussetzern) führen
- dass keine psychischen Belastungen im persönlichen Umfeld und Stress Schlafstörungen verursachen.

Aus der Behandlung von Patienten mit Schlafstörungen ist bekannt, dass die Information der Betroffenen über den gesunden und gestörten Schlaf sowie die Anleitungen zur Selbsthilfe zu den wichtigsten Therapie-Bausteinen gehören.

Die erste „Schlafschule" richtete Prof. Dr. Jürgen Zulley 2001 im Universitätsklinikum Regensburg ein. Sein Ziel war es, Patienten den richtigen Umgang mit dem Schlaf zu vermitteln.

Bei den präventiven Maßnahmen setzt die Schlafschule ihre Schwerpunkte auf Vorträge, Einzelgespräche, Entspannungsübungen und Anleitungen zu körperlichen Aktivitäten.

Darüber hinaus werden Tipps zur richtigen Schlafumgebung und zur Schlafhygiene gegeben und die Möglichkeiten und Grenzen medikamentöser Hilfsmittel besprochen.

Die Kurse beinhalten im Normalfall 25 Therapiestunden. Verschiedene gesetzliche Krankenkassen beteiligen sich an den Kosten.

Ist Mittagsschlaf sinnvoll?

Das Interesse der Schlafforschung konzentrierte sich über lange Zeit vornehmlich auf den Schlaf in der Nacht. Erst vor einigen Jahren wurde festgestellt, dass die „innere Uhr" der Menschen noch weitere, regelmäßig über den Tag verteilte Phasen bestimmt, in denen sie besonders schläfrig sind. Dazu gehört vor allem die Mittagszeit, in der eine Ruhepause zur Erholung angebracht ist.

Während in westlichen Industriestaaten ein Mittagsschlaf kaum denkbar ist, gehört die „Siesta" in südlichen Ländern zum festen Bestandteil des Tagesablaufes.

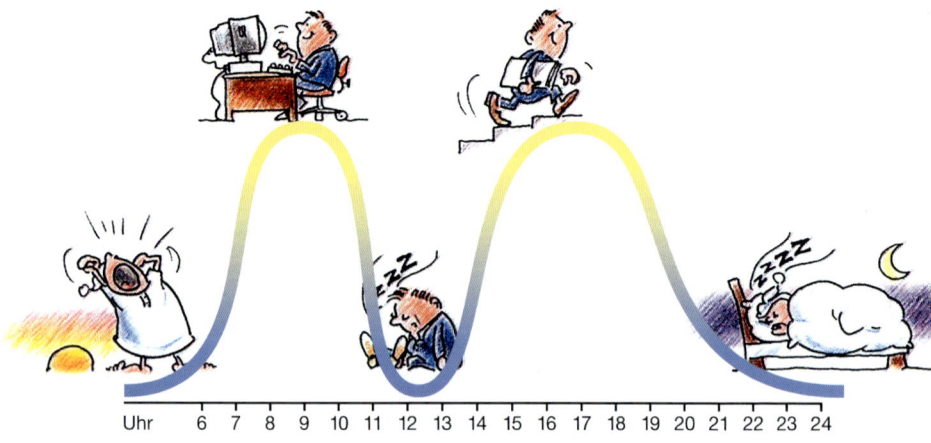

Schlafmediziner empfehlen einen Mittagsschlaf von einer halben bis zu maximal einer Stunde. Keinesfalls mehr, denn diese Zeit gehört zum gesamten Schlafpensum und reduziert den Nachtschlaf.
 Menschen mit Einschlaf- oder Durchschlafstörungen sollten daher auf den Mittagsschlaf verzichten.

Über Eulen und Lerchen

Die Annahme, der Schlaf vor Mitternacht sei der gesündeste, ist falsch. Richtig ist, dass die ersten zwei bis drei Stunden vor oder kurz nach Mitternacht sehr erholsam sind, da in der ersten Nachthälfte die Tiefschlafphasen erreicht werden.

Das individuelle Schlafbedürfnis ist hinsichtlich der Schlafdauer sowie der Neigung zum Abend- oder Morgenmenschen erblich bestimmt.

Den „Morgenmenschen", der früh erwacht und in guter körperlicher und seelischer Verfassung ist, vergleicht man gern mit einer Lerche. Sein Leistungs- und Stimmungshoch in den Morgenstunden hängt eng mit der Körpertemperatur zusammen, die frühmorgens schnell auf den normalen Wert ansteigt.

Ganz anders der „Abendmensch", der mit einer Eule verglichen wird und der den Schlaf in die frühen Morgenstunden verlegt. Dieser hat jedoch keine erholsame Wirkung, da Stresshormone und die „innere Uhr" sich bereits auf das Aufwachen einstellen.

Abendmenschen bleiben, so lange sie können, im Bett. Sie haben in der Regel einen niedrigen Blutdruck, was den überaus langsamen Anstieg der Leistungskurve am Tage erklärt. Ihre beste Zeit, die mit Einbruch der Dunkelheit beginnt, ist der Abend.

Empfehlungen für einen erholsamen Schlaf

Ein erholsamer Schlaf wird nur erreicht, wenn Störungen von außen abgeschirmt, Stress und Aufregungen hinter sich gelassen und die Regeln einer gesunden Schlafhygiene beachtet werden.

Die nachfolgenden Anregungen können z. B. den Verzicht auf lebens- und liebenswerte Gewohnheiten und/oder Genussmittel beinhalten, sind objektiv betrachtet aber Faktoren, die einem erholsamen Schlaf entgegenstehen. Sie beheben weder Stress noch Probleme des Alltags, sondern stören nachhaltig den notwendigen und zum Ausgleich erforderlichen Schlaf.

- ▶ Unmittelbar vor dem Schlafengehen sollte auf schwer im Magen liegende Speisen verzichtet und
- ▶ die übermäßige Erwärmung des Schlafzimmers vermieden werden.
- ▶ Unterhaltungselektronik hat im Schlafzimmer nichts zu suchen.
- ▶ Der zu ausgedehnte Mittagsschlaf geht vom Nachtschlaf ab.

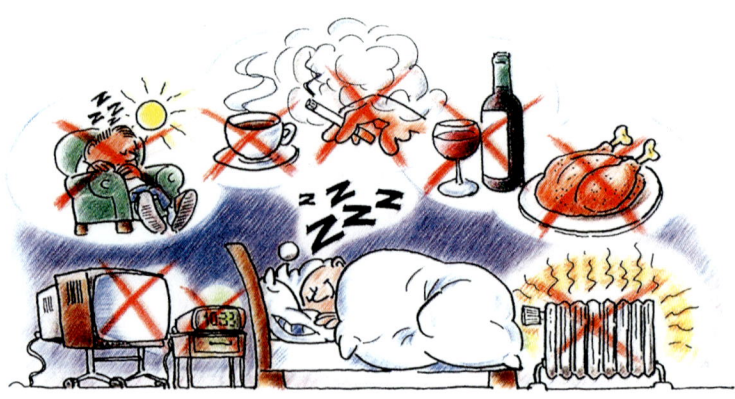

Übergewicht als Ursache von Schlafstörungen

Lange bevor man sich mit Schlafstörungen beschäftigte, fiel amerikanischen Lungenärzten eine Gemeinsamkeit bei fettleibigen Patienten mit nächtlichen Atmungsstörungen auf: Sie waren tagsüber extrem schläfrig.

Schon 1956 stellten zwei unabhängige Forschergruppen in Europa und den USA den Zusammenhang zwischen nächtlichem Schnarchen mit wiederkehrendem Atmungsstillstand und auftretender Tagesschläfrigkeit bei schwergewichtigen Personen fest.

Aber auch bei schlanken Personen wurde diese Wechselbeziehung bemerkt und weitere Forschungen durchgeführt.

Heute ist wissenschaftlich bewiesen, dass Schnarchen und Tagesschläfrigkeit Hauptsymptome schlafbezogener Atmungsstörungen und der Schlafapnoe sind.

Romangestalt als Namensgeber

Bereits 1836 stellte Charles Dickens in seinem ersten Roman *The Pickwick Papers* eine Verbindung zwischen Übergewicht und Tagesmüdigkeit her: Der schwergewichtige Kutscher seiner Hauptfigur Samuel Pickwick schlief ständig ein – selbst auf seinem Kutschbock! Die Romangestalt des weltberühmten britischen Literaten stand Pate für das Krankheitsbild Übergewicht/Schlafstörungen, das „Pickwick-Syndrom".

Erst in den 1960er Jahren konnten mit der Untersuchung im Schlaflabor (Polysomnographie) alle Zusammenhänge und Folgen geklärt werden: Während des Schlafes kam es bei übergewichtigen Personen durch den blockierten oberen Luftweg regelmäßig zu Schlafunterbrechungen und Herzrhythmusstörungen, zu hohem Druck in der Lunge (pulmonalem Druck) und extremer Tagesschläfrigkeit.

Fetteinlagerung im oberen Atemweg

Bei Übergewichtigen zeigen sich Fetteinlagerungen nicht nur an den typischen Stellen – am Bauch bei Männern und an den Hüften bei Frauen –, sondern deutlich am Halsumfang, meist in Verbindung mit einem kräftigen kurzen Hals, einem „fliehenden Kinn" oder der Rücklage des Unterkiefers.

An der Einengung des Luftweges sind Fettpolster
▶ im Naseneingangsbereich und
▶ Nasenrachenraum
▶ an der hinteren Rachenwand und im
▶ Zungengrund
beteiligt.

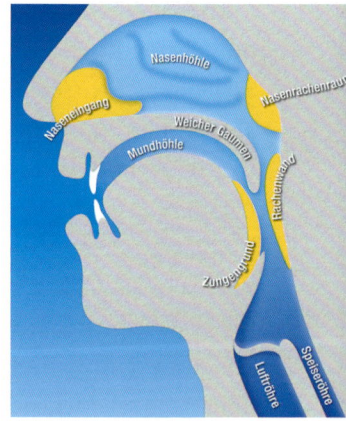

Fetteinlagerungen in der Bauchdecke führen auch tagsüber zu Atembeschwerden, da das Zwerchfell nach oben gedrückt wird und die Lunge einengt.

Für übergewichtige Schnarcher ist eine Gewichtsreduzierung, sind Verhaltensänderungen bei den Essgewohnheiten und der Essensmenge von nachhaltiger Bedeutung.

Der besondere Vorteil einer gezielten Gewichtsabnahme ist, dass zuerst die Fetteinlagerungen im Halsbereich sicht- und spürbar abgebaut werden und zur Entlastung der Atmung sowie zur Verminderung des Schnarchens beitragen.

Schlafstadien und ihre Bedeutung

Schlaf – Geheimnis des Lebens
Die fünf Schlafstadien
Der REM-Schlaf = auch Traumschlaf
Träume und ihre Ursachen
Erinnerungen an Träume und Albträume

Der Schlaf – Geheimnis des Lebens

Wir leben und arbeiten nach der Uhr – die Zeit diktiert unseren Tagesablauf. Erst seit dem 20. Jahrhundert wurde wissenschaftlich bewiesen, dass es neben Atmung, Herzschlag und Puls noch andere „innere" Uhren gibt. Sie bestimmen den Wechsel von Schlafen und Wachen in einem ca. 24-Stunden-Rhythmus.

Das Schlafbedürfnis tritt meist zwischen 22.00 und 6.00 Uhr auf und ist nur scheinbar von Helligkeit und Dunkelheit abhängig. Bewusstes Denken und Wahrnehmungen werden dabei stark reduziert bzw. völlig ausgeschaltet. Diese Veränderung des Bewusstseins führt zum Träumen in einer bestimmten Schlafphase.

Obwohl das motorische System, das die bewusst ausgeführten Bewegungen im Wachzustand steuert, beim Schlafenden weitgehend erloschen ist, „arbeiten" andere Körpersysteme unbeeinflusst auf Hochtouren: Der gesunde Schlafverlauf unterliegt einem sich mehrfach wiederholenden Auftreten von verschiedenen Schlafstadien, in denen sich Blutdruck, Herzfrequenz, Körpertemperatur, Atmung und Hirnströme verändern.

Die einzelnen Schlafstadien lassen sich anhand von Gehirnströmen (**EEG** = Elektroenzephalographie), Augenbewegungen (**EOG** = Elektrookulographie) und Muskeltonus (**EMG** = Elektromyographie) messen und graphisch darstellen. Abhängig vom Schlafstadium verändern sich der Spannungszustand der Muskeln und die Regulationssysteme des Organismus wie Atmung, Kreislauf und Verdauung.

SCHLAFSTADIEN UND IHRE BEDEUTUNG

Die fünf Schlafstadien

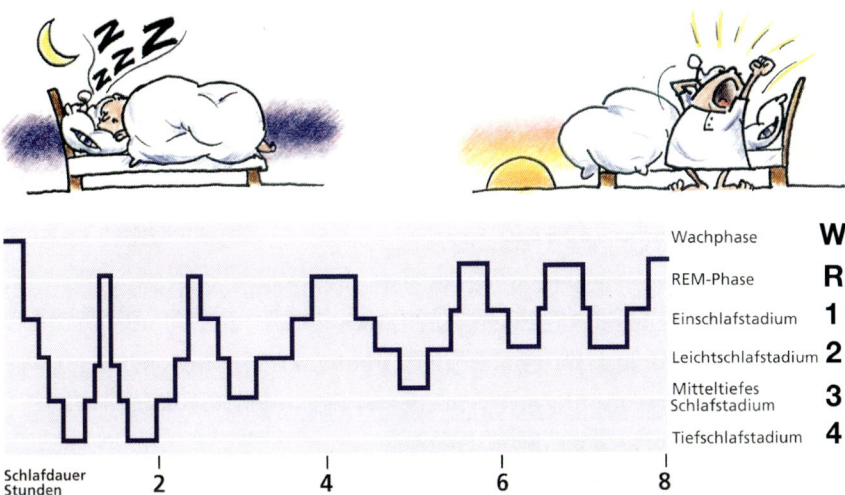

Ein gesunder Mensch ohne Schlafprobleme durchläuft vier bis sechs Schlafphasen von jeweils ca. 90 Minuten. Zu Beginn des Nachtschlafes nimmt der Tiefschlaf einen großen Teil der beiden ersten Schlafzyklen ein.

Es gibt zwei verschiedene Arten von Schlaf,
- den REM-Schlaf, der auch als Traumschlaf bezeichnet wird, und
- den Non-REM-Schlaf mit vier Schlafstadien und unterschiedlichen Schlaftiefen.

Non-REM 1 = Einschlafstadium
Übergangsstadium zwischen Wachen und Schlaf: Bei bereits entspannter Muskulatur kann es zu harmlosen „Einschlafzuckungen" kommen.

SCHLAFSTADIEN UND IHRE BEDEUTUNG

Non-REM 2 = Leichtschlafphase
Die Muskelspannung nimmt mit zunehmender Schlaftiefe weiter ab. Dieses Stadium nimmt die Hälfte der gesamten Schlafzeit ein.

Non-REM 3 = Mitteltiefer Schlaf
Die Schlafphasen Non-REM 3 und Non-REM 4 nehmen ca. 10 bis 20 % der Gesamtschlafzeit ein.

Non-REM 4 = Tiefschlaf
Mit zunehmender Schlaftiefe nehmen die Häufigkeit von Bewegungen, Muskeltonus, Herzfrequenz und Blutdruck deutlich ab. Der Gesunde schläft problemlos ein, um sich dann stufenweise in dieses Tiefschlafstadium „hineinzuschlafen".

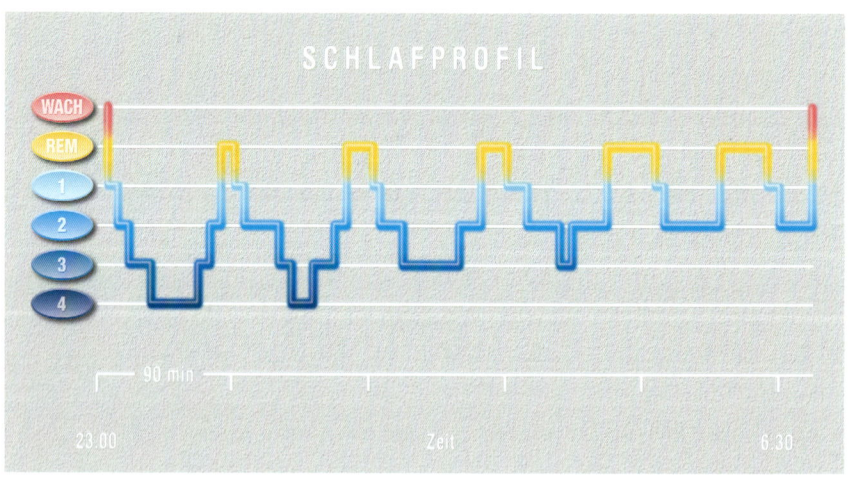

REM-Schlaf = auch Traumschlaf

Nach ca. 90 Minuten Schlaf folgt jeweils eine völlig neue Schlafqualität: Die REM-Schlafphase, die der seelischen Erholung dient, während der Tiefschlaf für die körperliche Erholung und die Regeneration des Gehirns sorgt.

Der REM-Schlaf ist durch eine sehr niedrige Muskelspannung sowie durch den Anstieg des Blutdrucks und der Herzfrequenz gekennzeichnet. Außerdem träumen wir während des REM-Schlafes häufiger, lebhafter, bildhafter und dramatischer – deshalb wird diese Schlafphase auch als „Traumschlaf" bezeichnet.

Die REM-Phase ist das jeweilige Ende eines ca. 90 Minuten andauernden „treppenförmigen" Schlafzyklus.

Während zu Beginn des Nachtschlafes der Tiefschlaf einen großen Teil der beiden ersten Schlafzyklen einnimmt, überwiegt gegen Morgen anteilmäßig der REM-Schlaf.

Junge Erwachsene verbringen etwa die Hälfte der Schlafzeit im Leichtschlaf und jeweils ein Viertel im Tief- sowie im REM-Schlaf.

Die Tiefschlafphasen dienen nicht nur der körperlichen Regeneration. In diesen Phasen werden Wachstumshormone ausgeschüttet, die besonders für das Wachstum und die Entwicklung der Kinder und Jugendlichen von elementarer Bedeutung sind.

Die REM-Phase erfüllt vorwiegend informationsverarbeitende Funktionen: Neue Erlebnisse und frisch Gelerntes werden in das Langzeitgedächtnis überführt und überflüssige Informationen aus dem Gedächtnisspeicher gelöscht.

Beide Schlafarten sind für die körperliche und geistige Erholung des Menschen lebensnotwendig und sollten nicht gestört werden.

Träume und ihre Ursachen

Schon in der Antike haben sich die Menschen mit nächtlichen Traumerlebnissen beschäftigt und versucht, sie zu deuten. Traumbilder galten als Botschaften der Götter und als Wegweiser aus schwierigen Lebenslagen.

In seinen Traumdeutungen ging Siegmund Freud (1856–1939) davon aus, dass es sich um verschlüsselte Botschaften aus dem Unterbewusstsein handelt, die an verborgene Sehnsüchte und Wünsche – auch sexueller Art – erinnern.

In den letzten 30 Jahren und nach Entdeckung der Gehirnstromfrequenzmessung (EEG) kamen entsprechende Fachleute zu der Überzeugung, dass im Schlaf nicht nur Gefühle verarbeitet werden, sondern durch den Wechsel von Gehirnsströmen Hormone ausgeschüttet werden, die ebenfalls Träume verursachen.

Es wurden unterschiedliche Theorien entwickelt. Einige beinhalten z. B., dass belastende Erlebnisse am Tage nachts zu positiven Traumerlebnissen führen, während andere besagen, dass tagsüber erlebte negative Konflikte im Traum wiederkehren.

Wieder andere sehen die Ursache der Träume nicht im seelischen Bereich, sondern schreiben sie spontanen Aktivierungen einzelner Hirnpartien zu. Dabei sollen oft absurde und sinnlose Bilder entstehen, denen nachträglich ein Sinn gegeben werde.

Traumforscher der Neuzeit sind sich jedoch einig, dass es sich bei all diesen Vorstellungen um reine Hypothesen, nicht aber um gesichertes Wissen handelt.

SCHLAFSTADIEN UND IHRE BEDEUTUNG

Erinnerungen an Träume und Albträume

Viele Menschen können sich nicht an ihre Träume erinnern. Werden sie allerdings in einem Schlaflabor gezielt während der länger andauernden REM-Schlaf-Stadien in den frühen Morgenstunden geweckt, beschreiben sie das Geträumte meist sehr lebendig, farbig und besonders bizarr.

Andere Menschen behaupten dagegen, dass sie überhaupt nicht träumen. Möglicherweise haben sie ihre Träume aber nur vergessen.

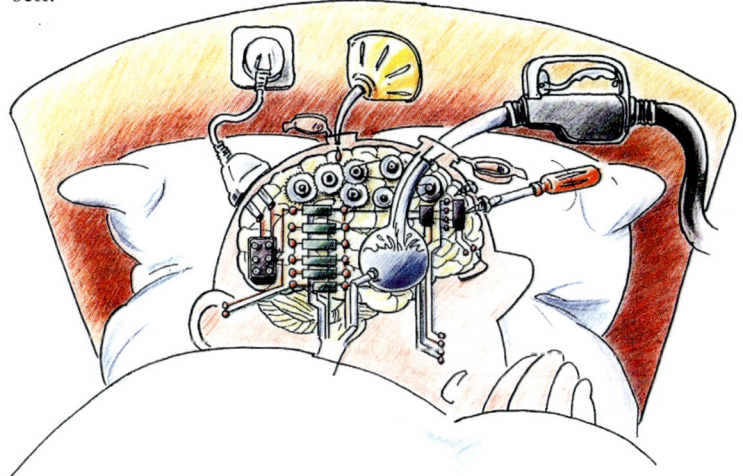

Anders verhält es sich bei **Albträumen**, an deren Inhalte sich die Schläfer oft lückenlos erinnern. Der erholsame Schlaf wird jedoch nur durch angstbesetzte Träume, in denen sich der Träumende bedroht fühlt, unterbrochen. Er erwacht, ist erleichtert, beruhigt sich dann meist wieder schnell und kann weiter schlafen.

Albträume treten im letzten Nachtdrittel während des REM-Schlafes auf, in dem auch die Muskulatur völlig entspannt, ja nahezu gelähmt ist. Das erklärt, warum man im Traum gern vor etwas fliehen will, sich aber nicht fortbewegen kann.

Albträume können aber auch ein Ausdruck nicht ausreichend verarbeiteter, durchlebter Belastungen sein: Unfassbares menschliches Leid wie Krieg, Unfälle oder andere tragische Ereignisse verursachen häufig Albträume.

Treten sie über längere Zeit auf, sollte psychotherapeutische Hilfe in Anspruch genommen werden.

Der gestörte Schlaf

Gestörter Schlaf kann krank machen
Die sechs Hauptkategorien der Schlafstörungen
- *Insomnien*
- *Schlafbezogene Atmungsstörungen*
- *Hypersomnien zentralnervösen Ursprungs*
- *Störungen der zirkardianen Rhythmik*
- *Parasomnien*
- *Schlafbezogene Bewegungsstörungen*

DER GESTÖRTE SCHLAF

Gestörter Schlaf kann krank machen

Erholsam und gesund ist der Schlaf, wenn er nicht gestört oder unterbrochen wird, wenn man tagsüber ausgeruht und leistungsfähig ist.

Ein gestörter und krankhafter Schlaf liegt dagegen vor, wenn man nachts laut schnarcht, häufig aufwacht, lange Zeit zum Wiedereinschlafen wie auch zum Einschlafen selbst benötigt. Dann treten am Tage Konzentrationsstörungen, Lustlosigkeit und Tagesschläfrigkeit auf, eine mangelnde Leistungsfähigkeit belastet die Betroffenen.

Erst in den letzten 20 bis 30 Jahren wurde mehr auf Schlafstörungen geachtet und es ist auf die Folgen des „Nicht-erholsamen-Schlafes" aufmerksam gemacht worden, der ernsthafte Erkrankungen nach sich ziehen kann.

Das führte nicht nur in Deutschland, sondern weltweit zu einer internationalen Klassifikation und Beschreibung von Schlafstörungen sowie deren Folgeerkrankungen.

Es gibt über 80 definierte Schlaferkrankungen.
Sie sind in sechs Hauptkategorien unterteilt:
1. Insomnien
2. Schlafbezogene Atmungsstörungen
3. Hypersomnien zentralnervösen Ursprungs
4. Störungen der zirkardianen Rhythmik
5. Parasomnien
6. Schlafbezogene Bewegungsstörungen

Die sechs Hauptkategorien der Schlafstörungen

1. Insomnien

Schlaflosigkeit sowie Ein- und Durchschlafstörungen werden unter dem Oberbegriff „Insomnie" zusammengefasst. Vorausgesetzt, dass weder organische noch psychische Erkrankungen vorliegen und ausreichend Zeit für den Schlaf zur Verfügung steht. Etwa ein Drittel der Gesamtbevölkerung ist von Insomnien betroffen. Frauen leiden häufiger als Männer unter Schlaflosigkeit bzw. Ein- und Durchschlafstörungen.

Als Ursache werden besondere Lebensereignisse in Beruf und Familie genannt. Sie lösen Schlaflosigkeit aus, die durch Verkürzung der effektiven Schlafzeit zu Müdigkeit und schlechter Stimmung am Tage führen und so die Lebensqualität beeinträchtigen.

Die Entwicklung zu einer Depression kann durch Schlaflosigkeit bzw. Schlafstörungen erhöht werden.

Bei Andauern von Schlafstörungen über zwei bis drei Wochen sollte zur Diagnosestellung nach Befragung des Patienten durch seinen Arzt zur Vorgeschichte und zu den aktuellen Beschwerden (Anamnese) ein „Schlaftagebuch" über ein bis zwei Wochen geführt werden, in dem die Bettzeiten sowie Schlaf- und Wachphasen täglich zu protokollieren sind.

Nicht selten wird über schwere Durchschlafstörungen von Patienten berichtet, die weder objektiv zu fassen sind, noch die Tagesbefindlichkeit beeinflussen. Bei diesen Fehleinschätzungen des eigenen Schlafes ist eine diesbezügliche Aufklärung hinsichtlich der Harmlosigkeit der Vermutungen erforderlich.

Als „nicht-medikamentöse Therapie" werden bei anhaltenden Ein- und Durchschlafstörungen eine verbesserte Schlafhygiene sowie Entspannungsübungen (Autogenes Training) empfohlen. Bestimmte Schlafmittel sollten zur kurzfristigen Anwendung von Ärzten verschrieben werden.

2. Schlafbezogene Atmungsstörungen

Organisch bedingte oder zentral gesteuerte Atmungsstörungen während des Schlafes, die sich tagsüber häufig in Form von krankhafter Tagesmüdigkeit oder Tagesschläfrigkeit auswirken, fallen in diese Kategorie.

Bei den organisch bedingten Atmungsstörungen während des Schlafes kommt es zur Verengung oder einem zeitweiligen Verschluss der oberen Atemwege mit der Folge, dass der Luftfluss durch Mund und Nase nur 25 % oder weniger der normalen Atmung beträgt. Dieses Krankheitsbild nennt man ein Obstruktives Schlafapnoe-Syndrom.

Während bei der obstruktiven Schlafapnoe auch während des zeitweiligen Verschlusses der Atemwege weiterhin muskuläre Atemanstrengungen erfolgen, sind bei dem Zentralen Schlafapnoe-Syndrom weder Engstellen in den oberen Atemwegen vorhanden, noch weitergehende Atemanstrengungen zu verzeichnen. Diese seltenere Art der Schlafstörung betrifft überwiegend ältere Menschen und ist auf Störungen der Atmungskontrolle im Gehirn zurückzuführen.

Durch beide Formen der Schlafapnoe werden Tagesmüdigkeit, Tagesschläfrigkeit und Leistungsschwäche hervorgerufen, die oftmals zur Berufsunfähigkeit der Betroffenen oder zur Gefahr für andere (z. B. beim Autofahren) werden können.

Eine dritte Art schlafbezogener Atmungsstörungen, das Obstruktive Schnarchen, kann durch Einengung in den oberen Atemwegen entstehen, ohne das es zu einem zeitweiligen Verschluss wie bei der Schlafapnoe kommt. Durch das Schnarchen mit erhöhter Atemarbeit werden ebenfalls Weckreaktionen hervorgerufen, die zu der oben beschriebenen Tagesschläfrigkeit führen.

3. Hypersomnien zentralnervösen Ursprungs

Zu einem erhöhten Schlafbedarf oder vermehrter Schläfrigkeit am Tage (Hypersomnie) führen Schlafattacken wie die Narkolepsie und eine Reihe von Erkrankungen des zentralen Nervensystems wie auch schlafgebundene Atmungs- und Bewegungsstörungen, die bei häufigem Auftreten einen Krankheitswert besitzen.

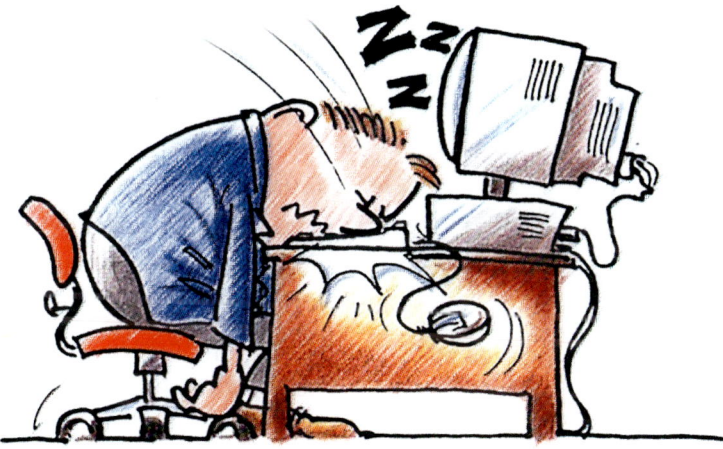

4. Störungen der zirkardianen Rhythmik

Unter dem zirkardianen Rhythmus ist der natürliche Zeitgeber des Körpers zu verstehen, nachdem die meisten biologischen und psychischen Vorgänge im Körper ablaufen. So erzeugt Tageslicht periodisch auftretende Reaktionen wie z. B. Müdigkeit vor dem Schlafengehen.

Rhythmusstörungen treten bei Nacht- oder Wechselschichten auf, die zu gesundheitlichen Schäden führen können.

Der so genannte „Jetlag" durch Flüge über verschiedene Zeitzonen kann Ein- und Durchschlafstörungen verursachen. Selbst die jährliche Umstellung durch Beginn und Ende der Sommerzeit kann zu leichten Formen des „Jetlag" führen.

5. Parasomnien

Darunter fallen „Bei dem Schlaf" (Parasomnien) auftretende Schlafstadien-Wechsel oder mit zeitweiligem Erwachen verbundene Ereignisse, die vom Betroffenen nicht wahrgenommen werden. Neben den Erwachsenen treten Parasomnien besonders bei Kindern und Jugendlichen auf.

Dazu gehören Schlafwandel, Albträume, Nachtschreck, Einschlafzuckungen, nächtliches Einnässen und Schlaftrunkenheit (Aufwachen im Verwirrtheitszustand).

6. Schlafbezogene Bewegungsstörungen

Der unwiderstehliche Bewegungsdrang (Restless-Legs-Syndrom), der meist im Liegen vor dem Einschlafen sowie während des Schlafes auftritt, führt zu Ein- und Durchschlafstörungen mit den typischen Folgen von Tagesmüdigkeit und Abgeschlagenheit. Frauen sind davon doppelt so oft betroffen wie Männer. Ursächlich spielen Schwangerschaft, Eisenmangel und Nierenerkrankungen eine Rolle.

Ähnliche Schlafstörungen sind periodische Beinbewegungen, die sich durch wiederholte Zuckungen der Bein-, aber auch der Armmuskulatur im Schlaf zeigen. Durch diese unbewussten, regelmäßig auftretenden Muskelzuckungen kommen die Betroffenen weniger in den Tiefschlaf, so dass auch hier am nächsten Tag Müdigkeit und Abgeschlagenheit auftreten.

Im Gegensatz zum Restless-Legs-Syndrom verlaufen periodische Muskelzuckungen bei den Betroffenen unbemerkt.

Gestörter Rhythmus der „inneren Uhr"

Schlafstörungen durch Schichtarbeit
Schlafstörungen durch Zeitumstellungen
Schlafstörungen und ihre Folgen am Tage

Schlafstörungen durch Schichtarbeit

In Deutschland arbeiten über 15 % der Erwerbstätigen in Schichtsystemen. Diese sind häufig für eine optimale Produktionsleistung und Betriebsauslastung notwendig. Auch im Gesundheitswesen ist eine Arbeit über 24 Stunden in Krankenhäusern und Kliniken unabdingbar.

Es wird zwischen drei verschiedenen Schichtarten unterschieden: Frühschicht, Spätschicht und Nachtschicht. Von Schlafstörungen sind besonders die Nachtschichtarbeiter betroffen, da sie gegen ihre innere Uhr und gegen den natürlichen Hell-Dunkel-Rhythmus arbeiten und schlafen müssen.

Schichtarbeit verändert auch das private Umfeld, so dass es auch zu Einschränkungen im familiären und sozialen Leben kommt. Selbst gesundheitsfördernde sportliche Aktivitäten kommen zu kurz.

Die **Nacht-Schichtarbeit** bringt die innere Uhr völlig aus dem Takt. Die Nachtarbeiter schlafen üblicherweise dann, wenn die innere Uhr Wachheit vorgibt, und sie müssen leistungsfähig sein, wenn der innere Rhythmus den Schlaf begünstigt. Während der nächtlichen Arbeitszeit spiegelt sich die unzureichende Schlafdauer durch verstärkte Schläfrigkeit wider. Sie wirkt sich besonders in den frühen Morgenstunden aus und führt zu Fehlern bei der Arbeit oder zu Unfällen. Selbst an arbeitsfreien Tagen bleiben Müdigkeit und die damit verbundene Unfallgefahr bestehen.

Bei der **Frühschicht** wird der Schlaf-Wach-Rhythmus durch das frühere Aufwachen zwar auch um 2 – 4 Stunden gestört, das kann aber meist durch einen Nachmittagsschlaf ausgeglichen werden. Bei der **Spätschicht** sind schichtbedingte Gesundheitsstörungen eher ungewöhnlich.

Schlafstörungen durch Zeitumstellungen

Durch äußere Gegebenheiten verursachte Schlafstörungen entstehen durch Jetlag und Schichtarbeit. Die Ursachen chronischer Schlaf-Wach-Rhythmusstörungen sind unregelmäßige Schlaf-Wach-Muster mit verzögerten oder verlagerten Schlafphasen.

Jetlag: Das schnelle Überspringen von mehreren Zeitzonen durch Fernflüge führt am Zielort zur Unstimmigkeit zwischen der „inneren Uhr" und der neuen Ortszeit. Licht- und Dunkelperioden treten zu ungewohnten Zeiten auf. Selbst die natürlichen Rhythmen der Essens- und Schlafenszeit, der Hormonproduktion und Körpertemperatur kommen aus dem Takt. Beim Wechsel in andere Zeitzonen – wie auch bei der regelmäßigen Schichtarbeit – passt sich der tägliche (zirkadiane) Schlaf-Wach-Rhythmus (Biorhythmus) an. Diese Anpassung – in der auch die Angleichung des Zeitbewusstseins beteiligt wird – ist nur mit einem erheblichen Energieaufwand möglich, der sich durch Müdigkeit und Leistungsschwäche bemerkbar macht.

Bei einem Wechsel in westlicher Richtung wird die zirkadiane Rhythmik verlängert, während sie bei Flügen in östlicher Richtung verkürzt wird. Die dadurch entstehenden Beschwerden beginnen ein bis zwei Tage nach dem Zeitzonenwechsel – besonders häufig nach Flügen in östlicher Richtung –, die meistens jedoch nur wenige Tage andauern.

Jetlag-Symptome lassen sich durch Melatonin medikamentös reduzieren. Das Präparat sollte im Zeitbezug zum Zielort am Abend vor und/oder nach dem Flug eingenommen werden.

Während drei Tage vor einem Flug in östlicher Richtung helles Morgenlicht die Jetlag-Beschwerden verbessern kann, funktioniert diese „Lichttherapie" nicht nach einem Flug gen Westen.

Schlafstörungen und ihre Folgen am Tage

Schlafstörungen gehören zu den häufigsten gesundheitlichen Beschwerden in der Bevölkerung. Laut Umfragen leiden etwa 25 % der Erwachsenen an Schlafstörungen und über 10 % empfinden den Schlaf häufig oder dauerhaft als nicht erholsam.

Eine Schlafstörung ist noch keine Krankheit, sondern ein mögliches Symptom anderer Krankheiten. Spezifische schlafmedizinische Erkrankungen liegen in den meisten Fällen nicht vor, so dass den Betroffenen häufig auch ohne apparativen Aufwand effektiv geholfen werden kann. Soweit Schlafstörungen und schlafmedizinische Erkrankungen frühzeitig erkannt werden, bestehen heute gute Erfolgsaussichten für eine ursachengerichtete Prävention. Apparative oder operative Behandlungen ersparen den betroffenen Patienten zuweilen Krankschreibungen, Arbeitsplatzverlust oder eine Frühverrentung.

Junge Erwachsene mit Schlafstörungen und Tagesschläfrigkeit werden durch die Leistungsminderung gehindert, ihre privaten, sozialen, schulischen oder beruflichen Ziele zu erreichen.

Oft überschätzen die Betroffenen ihren Schlafmangel erheblich, bei dem Symptome wie „nicht-einschlafen-können" oder „stundenlanges Wachliegen und Grübeln" an erster Stelle stehen. Einschlafstörungen haben meist psychische Ursachen, die durch Sorgen und Ängste, aktuelle Konflikte im Beruf oder im Familienleben sowie durch dauerhaften Stress im Alltag ausgelöst werden. Umweltbedingte Einflüsse wie Lärm, ungünstige Schlafbedingungen, Medikamenten- und Alkoholmissbrauch können als Ursachen für Schlafstörungen mitverantwortlich sein. In all diesen Fällen kann ein Arzt Rat und Hilfe geben; er muss nur – auch ungefragt – über die Schlafprobleme informiert werden.

Schlafstörungen in unterschiedlichen Lebensaltern

Der Schlaf älterer Menschen
Vorbeugung gegen Schlafstörungen älterer Menschen
Schlaf und Herzerkrankungen
Schlafstörungen bei Kindern
Organisch bedingte Ursachen der Schlafstörungen
Schlafstörungen der Frauen
Menstruelle Beschwerden
Schlafstörungen in den Wechseljahren
Reflux (Sodbrennen) durch Schlafstörungen

SCHLAFSTÖRUNGEN IN UNTERSCHIEDLICHEN LEBENSALTERN

Der Schlaf älterer Menschen

Der Schlaf des Menschen ändert sich mit zunehmendem Alter. Das ist physiologisch – also ein natürlicher Vorgang. Beispielsweise nimmt ab dem dritten Lebensjahr der Tiefschlaf (Non-REM 3 und 4) allmählich ab, während der Leichtschlaf (Non-REM 1 und 2) zunimmt.

Nach dem 40. Lebensjahr verringert sich auch der REM-Anteil. Im hohen Alter beträgt der „Traumschlaf" nur noch 5 % der Gesamtschlafzeit. Die Folge: Der Schlaf wird flacher, weniger erholsam und lässt sich durch Weckreize eher stören.

Die Verteilung des Schlafpensums – z. B. durch ausgedehnten Mittagsschlaf – verkürzt die nächtliche Schlafzeit, was dann irrtümlich als Schlafstörung aufgefasst wird.

Ältere Menschen gehen meist frühzeitig schlafen und sind dementsprechend früh wach. Das heißt, es findet eine Vorverlagerung der Schlafzeit statt.

Darüber hinaus neigen ältere Menschen dazu, sich bei den ersten Anzeichen von Müdigkeit schlafen zu legen, oder sie schlafen bereits beim Fernsehen ein. Der Körper aber registriert sämtliche Schlafphasen – auch den Mittagsschlaf –, so dass sich „unter dem Strich" eine normale Gesamtschlafzeit von ca. sieben Stunden und mehr ergibt.

Mit zunehmendem Alter nehmen leider meist auch altersspezifische Erkrankungen zu. Ein vermehrter Harndrang sowie ein zwangsläufig häufigerer Toilettengang unterbrechen den Schlaf. Schmerzbedingte Behinderungen im Bereich des Bewegungsapparates oder unruhige periodische Beinbewegungen führen ebenfalls zu möglichen Weckreaktionen.

Vorbeugung gegen Schlafstörungen älterer Menschen

Um gravierenden Schlafstörungen im Alter vorzubeugen, sollten die Empfehlungen zur Schlafhygiene besonders beachtet werden. Darüber hinaus ist es wichtig, dass regelmäßige körperliche Aktivitäten wie tägliche Spaziergänge oder – falls möglich – Gartenarbeiten an frischer Luft stattfinden. Auch sollte der Mittagsschlaf nicht länger als 30 Minuten andauern und auf ein „Nickerchen" am Abend vor dem Fernseher verzichtet werden, da dann das natürliche Schlafbedürfnis unterdrückt und das Einschlafen erschwert wird.

Da sich 90 % der älteren Menschen am Tage in geschlossenen Räumen aufhalten, ist eine **„Lichttherapie"** hilfreich gegen Schlafstörungen. Der Mangel an Tageslicht bewirkt ein Übermaß an müde machendem Melatonin, das auch Depressionen auslösen kann. Das Gegenteil ist ein anderes Hormon: Serotonin, das durch Sonnenlicht hervorgerufen wird.

Durch die Lichttherapie wird der veränderte Rhythmus des frühen Schlafengehens und Aufwachens wieder normalisiert. Während die durchschnittliche Raumbeleuchtung maximal 500 Lux erzeugt, hat das Sonnenlicht (an einem Sonnentag) ca. 10.000 Lux. Speziallampen, die in einem Fachgeschäft erhältlich sind, sollten zur Therapie mindestens 5.000 bis 10.000 Lux erzeugen und die häusliche Anwendung regelmäßig zur gleichen Tageszeit – entweder morgens nach dem Aufstehen oder zwischen 19.00 und 21.00 Uhr – angewendet werden. Das Licht muss auf die geöffneten Augen fallen, ohne dass direkt in das Licht gesehen wird. Bei der Lichttherapie kann gelesen oder Musik gehört werden.

Durch Licht wird Melatonin verzögert im Gehirn freigesetzt und die Müdigkeit zeitlich verschoben.

Schlaf und Herzerkrankungen

Eine unbehandelte Schlafapnoe führt zu chronischen Schlafmangelerscheinungen und beeinträchtigt nicht nur die Lebensqualität durch Tagesschläfrigkeit, sondern ist Anlass für ernst zu nehmende Herzerkrankungen.

Etwa 10 % der Bevölkerung leidet unter schlafbezogenen Atmungsstörungen. Bei lediglich 5 % dieser Betroffenen wird die Erkrankung jedoch erkannt und systematisch behandelt.

Dabei geht es nicht um das Schnarchen, das die Schlafpartner stört, sondern um schwere gesundheitliche Schäden, die besonders das Herz belasten.

Dauernde Schlafstörungen können Schlaganfälle, Bluthochdruck, Erkrankungen der Herzkranzgefäße, Herzrhythmusstörungen und sogar einen Herzinfarkt auslösen.

Die Obstruktion bei der Schlafapnoe (Atemaussetzer) kann Herz-Kreislauf-Erkrankungen verursachen, die durch drei Faktoren bestimmt werden:

1. **Sauerstoffmangel**, der bei den Atempausen entsteht und einen stark schädigenden Faktor für das Herz–Kreislauf-System bedeutet. Dadurch können Schädigungen der kleinen Blutgefäße in der Herzwand hervorgerufen werden und möglicherweise zur Entstehung der Arteriosklerose beitragen.

2. **Erhöhte Atemanstrengungen** durch vorliegende Engstellen der oberen Atemwege führen zu Druckschwankungen im Brustkorb und belasten die Herzmuskulatur, die sich krankhaft verändern kann.

3. **Weckreaktionen (Arousals)** treten bei Beendigung der Atempausen auf. Dabei werden Stresshormone (Adrenalin) ausgeschieden, die mit Erhöhung des Blutdrucks und Steigerung der Herzschläge (Herzfrequenz) einhergehen.

Zahlen und Fakten belegen die ernst zu nehmenden Herz-Kreislauf-Erkrankungen. Sie stehen zu einem hohen Prozentsatz mit der Schlafapnoe in Verbindung:
- Bei einer Leistungsminderung des Herzens (Herzinsuffizienz) liegen bei ca. 60 % der Patienten gleichzeitig schlafbezogene Atmungsstörungen vor.
- Bei einer Erkrankung der Herzkranzgefäße (koronale Herzerkrankung) besteht bei 40 % der Betroffenen eine Schlafapnoe.
- Bei Bluthochdruck liegt bei ca. 30 % der Patienten eine Schlafapnoe vor. Zeigte eine medikamentöse Behandlung des Bluthochdrucks keine ausreichende Wirkung, lag bei ca. 60 bis 80 % dieser Patienten eine bis dahin nicht erkannte Schlafapnoe vor.

Eine Schlafapnoe-Therapie sollte immer durch den betroffen Patienten selbst durch Verhaltensänderungen (Schlafhygiene) und bei Übergewichtigen durch Gewichtsreduzierung unterstützt werden.

Als klinische Behandlungsmaßnahmen kommen in Betracht:
- maschinelle Methoden (nCPaP-Therapie = Überdruckbehandlungen)
- zahnmedizinische Apparaturen (Protrusionsschienen)
- operative Eingriffe durch Hals-Nasen-Ohren-Ärzte, Kieferchirurgen

Schlafstörungen bei Kindern

In der Kinderschlafmedizin sind Diagnostik und Therapie von Schlafstörungen anders als bei Erwachsenen. Sie werden unter Berücksichtigung der unterschiedlichen Lebensabschnitte vom Säugling, über Kinder im Vorschulalter sowie Kinder und Jugendliche im Schulalter durchgeführt.

Daher sind auch andere Fachärzte mit diesen jüngeren Altersgruppen befasst: spezielle Kliniken für Säuglinge, Kinderschlaflabore und Kinderärzte, Kinderpsychologen, HNO-Ärzte und Zahnmediziner.

Grundsätzlich wird auch in der Kinderschlafmedizin zwischen organisch und nicht-organisch bedingten Ursachen von Schlafstörungen unterschieden. Dabei werden besonders bei der Therapie schlafbezogener Atmungsstörungen andere Behandlungsarten angewendet.

Wie bei Erwachsenen sind aber die Folgen von Ein- und Durchschlafstörungen tagsüber durch Leistungsmängel und Aufmerksamkeitsdefizite gekennzeichnet. Bei Kleinkindern kommen noch allgemeine Entwicklungs- und Wachstumsstörungen hinzu.

Schlafstörungen, die keinen organischen Ursprung haben, sind mehr psychologischer Art: nächtliche Ängste, Dunkelheit, Albträume und Schlafwandel kommen im Kindesalter häufiger vor und sollten von Kinderpsychologen behandelt werden.

Um Einschlafprobleme zu beheben oder den erholsamen Schlaf des Kindes positiv zu beeinflussen, werden vornehmlich Mütter bzw. die Eltern in Einzel- oder Gruppensitzungen – meist ohne die betroffenen Kinder – mit Ritualen und Handlungsweisen vertraut gemacht.

Organisch bedingte Ursachen der Schlafstörungen

Etwa 16 bis 20 % aller Kinder schnarchen, was die Eltern zum Großteil nicht einmal wahrnehmen. Die meisten Kinder schlafen nicht mehr im Schlafzimmer der Eltern. Außerdem sind die Schnarchgeräusche der Kinder leiser als bei Erwachsenen und oft nur durch Röcheln oder schwere Atemzüge erkennbar.

Das Schnarchen ist auch bei Kindern auf Einengungen in den oberen Atemwegen zurückzuführen, die möglicherweise harmlos sind oder aber auf eine kindliche Schlafapnoe hinweisen können. Ursächlich können vergrößerte Mandeln oder Polypen sein, die den Atemweg einengen. Ein zu schmaler Kiefer oder Zahnfehlstellungen, die eine falsche Lage der Zunge (nach hinten) bewirken, können ebenfalls den oberen Atemweg einengen.

Um solche organischen Ursachen festzustellen und zu behandeln, sind Untersuchungen von Hals-Nasen-Ohren-Ärzten und von Zahnmedizinern erforderlich.

Die Therapie schlafbezogener Atmungsstörungen bei Kindern unterscheidet sich wesentlich von denen der Erwachsenen: Während bei Kindern durch Beseitigung der Ursachen Schlafstörungen „kausal" behandelt, d. h. geheilt werden, sind bei Erwachsenen die Behandlungsmaßnahmen mit Überdruckmasken oder oralen Protrusionsschienen nur „symptomatisch". Das heißt: Sie sind nur so lange wirksam, wie diese Geräte angewendet werden. Eine Heilung ist damit nicht möglich.

Die Kinderschlafmedizin ist genauso umfangreich wie die Schlafmedizin für Erwachsene und wird vom gleichen Autor in einem weiteren Ratgeber in allen Einzelheiten beschrieben.

Schlafstörungen bei Frauen

Spezifische weibliche Schlafprobleme zu erforschen, wurde längere Zeit vernachlässigt. Bei Frauen wandeln sich die Schlafmuster, -bedürfnisse und -probleme anders als bei den Männern. Um die vielfältigen Herausforderungen in Beruf und Familie bewältigen zu können, benötigen Frauen dringend ausreichend Schlaf.

Untersuchungen des Robert Koch-Institutes haben gezeigt, dass Schlafstörungen bei 15 % der Männer und bei 25 % der Frauen

SCHLAFSTÖRUNGEN IN UNTERSCHIEDLICHEN LEBENSALTERN

auftreten. Auch andere Beschwerden wie Erkältungen, Kopfschmerzen oder Migräne kommen bei Frauen häufiger vor als bei Männern.

Diese Ungleichheit zeigte sich auch bei Befragungen zur „Zufriedenheit mit dem Schlaf": Mehr als 8 % der Frauen gaben an, mit ihrem Schlaf unzufrieden zu sein, während nur 5 % der Männer „unzufrieden" angaben. Ähnliche Unterschiede traten bei der Frage nach Schlaflosigkeit oder zu Durchschlafstörungen auf.

In einer anderen Befragung von mehreren tausend Personen im Alter zwischen 30 und 60 Jahren wurde festgestellt, dass 28 % aller befragten Frauen und 44 % der befragten Männer regelmäßig oder fast jede Nacht schnarchen.

Anders bei der Befragung nach einem „Obstruktiven Schlafapnoe-Syndrom", das durch die Kombination von ungewolltem Einschlafen am Tage und dem nachts beobachteten Atemstillstand und Schnarchen definiert wurde. Hier lagen in der Altersgruppe der 35- bis 64-Jährigen die Männer mit 3,5 % vor den Frauen mit 1,5 %.

Das Obstruktive Schlafapnoe-Syndrom (schwere Schlafstörung mit Atmungsstillstand) betrifft vor allem übergewichtige Männer im Alter von 40 bis 65 Jahren. Auch ein gedrungener Körperbau und bestimmte anatomische Besonderheiten des Mund- und Rachen-Raumes gehören zu den Ursachen.

Die Anzahl der Männer, die sich im Schlaflabor einer Untersuchung unterziehen, ist sechs- bis achtmal so hoch wie die der Frauen, die ein Schlaflabor aufsuchen.

Menstruelle Beschwerden

Bei Frauen wirken sich die verschiedenen Phasen des monatlichen Zyklus unterschiedlich auf die Schlafmuster aus. In der vormenstruellen Phase und während der Menstruation klagen viele Frauen über ausgeprägte Müdigkeit und Tagesschläfrigkeit sowie insgesamt über unruhigen Schlaf.

Als krankhaft wird eine menstruationsabhängige übermäßige Müdigkeit (Hypersomnie) angesehen, die in den letzten acht bis zehn Tagen des Zyklus auftritt, wenn sie mit längerer Schlafzeit, reduzierter Schlafeffizienz und Schlafdauer verbunden ist.

Der Schlaf wird in diesen Fällen durch häufiges unbemerktes Aufwachen (Arousel) unterbrochen und ist ein Grund für die Tagesmüdigkeit und die allgemeine Lustlosigkeit. Diese Phase ist zusätzlich durch eine Reihe körperlicher und psychischer Beschwerden gekennzeichnet. Neben Kopfschmerzen und Antriebslosigkeit gehören auch Schlafstörungen dazu. Ebenso sind Bauchkrämpfe, Gereiztheit, plötzliche und heftige Hungergefühle sowie Gefühlsschwankungen möglich, unter denen etwa 1/3 aller Frauen leidet.

Schlaf während der Schwangerschaft

Schwangere klagen häufig über Schlafstörungen, die nach Literaturangaben bei 60 bis 90 % liegen. Während in den ersten drei Monaten der Schwangerschaft ausgeprägte Müdigkeit und rasche Ermüdung im Vordergrund stehen, sind die letzten drei Monate durch eine verminderte Schlafzeit sowie vermehrte Weckreaktionen und Erwachen charakterisiert, was wiederum eine vermehrte Tagesmüdigkeit zur Folge hat. Ein weiterer Grund ist der verminderte Tiefschlaf, der zu einem „nicht erholsamen Schlaf" führt.

Schwangere, die ausgeprägt schnarchen, sollten sich vorsorglich einer polysomnographischen Untersuchung unterziehen, um bei einer bisher unbemerkten Schlafapnoe-Erkrankung durch rechtzeitige Therapie mögliche schwerwiegende Konsequenzen für das ungeborene Kind zu vermeiden.

Schlafstörungen in den Wechseljahren

In den Wechseljahren (Menopause) treten bei Frauen vermehrt Schlafstörungen auf. Sie sind hormonell bedingt und werden durch sinkende oder schwankende Östrogen- und Progesteronwerte verursacht.

Die Abnahme von Östrogen führt zu Hitzewallungen und nächtlichem Schwitzen, zu rasendem Herzschlag und quälenden Angstgefühlen. Die kurzzeitig auftretenden Hitzewallungen sind häufiger, so dass der Schlaf ständig unterbrochen wird. Das wiederum führt zu Tagesmüdigkeit, Reizbarkeit und kann sogar Depressionen auslösen.

Altersbedingt und nicht geschlechtsspezifisch verkürzen sich die Tiefschlafphasen und die Neigung zu nächtlichem Erwachen nimmt bei Frauen und Männern zu.

Ein schwacher Trost für die Frauen:
Auch Männer um die 50 kommen in eine Art „Wechseljahre", die heute mit „Midlife Crisis" umschrieben werden.

SCHLAFSTÖRUNGEN IN UNTERSCHIEDLICHEN LEBENSALTERN

Auch hier spielen Hormone eine Rolle. Der altersbedingte Rückgang der Testosteron-Produktion ist bei den Männern verantwortlich, deren Leistungsfähigkeit ab- und Stimmungsschwankungen sowie Schlafstörungen zunehmen.

Für Frauen wie Männer gilt: Bei den typischen Folgen eines verringerten Tiefschlafes wie Tagesschläfrigkeit und Leistungsabfall sollte durch einen Schlafmediziner abgeklärt werden, ob es sich um eine alterstypische Veränderung handelt oder ob eine behandlungsbedürftige Schlafstörung besteht.

In den Jahren nach der Menopause wird der Schlaf zunehmend leichter und fragmentierter. Ständiges Aufwachen führt bei vielen Frauen nicht nur zu erhöhter Tagesmüdigkeit, sondern auch zu Sodbrennen (Reflux) und vermehrtem Harndrang. Das alles sind Hinweise auf schlafbezogene Atmungsstörungen bzw. Schnarchen.

Während diese bei jungen Frauen verhältnismäßig selten auftreten, stellen sie sich während und nach der Menopause öfter ein. Neben der Abnahme des Hormons Östrogen gehören auch operative Eingriffe, die vorzeitig die Menopause einleiten, zu den Ursachen, die ein erhöhtes Risiko für schlafbezogene Atmungsstörungen bedeuten.

Weitere Risikofaktoren sind Übergewicht und mangelnde körperliche Betätigungen.

Mit der Menopause tritt die letzte spontane Menstruation auf. Sie beendet die weibliche Fruchtbarkeit und kann deshalb zu psychischen Belastungen führen. Zu diesem Zeitpunkt ändert sich für viele Frauen die Lebenssituation: Bestimmten bis dahin Kinder und Haushalt maßgeblich ihren Alltag und fehlte eine davon unabhängige zusätzliche Aufgabe, ändert sich die Situation völlig, wenn die Kinder erwachsen sind und aus dem Haus gehen. Häufig tritt dann das Gefühl auf, nutzlos oder gar schon alt zu sein. Diese emotionale Lage kann zu depressiven Verstimmungen führen. Entwickelt sich daraus ein Dauer-Zustand, besteht die Gefahr einer echten Depression. Um sich aus ihr zu lösen, sollte professionelle Beratung und die Hilfe eines Arztes oder Therapeuten in Anspruch zu nehmen.

> ### Tipp !
>
> Bei Beachtung nachfolgender Verhaltensregeln können eventuelle Schlafstörungen nach den Wechseljahren gemindert werden:
> - angenehmes Raumklima im Schlafzimmer
> - jeden Tag zur gleichen Zeit schlafen gehen und aufstehen
> - nicht im Bett liegen bleiben, um Schlafdefizite zu kompensieren
> - früh aufstehen und an strukturierten Tagesablauf halten
> - kurzer Nachmittagschlaf, falls das Bedürfnis besteht
> - Arzt aufsuchen, wenn trotz der Verhaltensregeln Schlafstörungen und Tagesmüdigkeit anhalten

Reflux (Sodbrennen) durch Schlafstörungen

Der Rückfluss von saurem Mageninhalt in die Speiseröhre verursacht – besonders nachts – Sodbrennen und Schmerzen hinter dem Brustbein, die oftmals mit Angina pectoris (Herzbeschwerden mit Engegefühl im Brustbereich) verwechselt werden.

Reflux-Erkrankungen sind weit verbreitet und sprechen in der Regel auf säurehemmende Medikamente schlecht an.

Schlafbezogene Atmungsstörungen mit zeitweiligem Verschluss der oberen Atemwege (Schlafapnoe-Syndrom) sind häufig die Ursache des nächtlichen Sodbrennens. Ein gestörter Verschlussmechanismus im Übergangsbereich zwischen Speiseröhre und Mageneingang im Zusammenhang mit Druckschwankungen im Brust-/Bauchbereich, die bei einer Schlafapnoe auftreten können, spielen hier eine besondere Rolle.

Typische Symptome sind neben Sodbrennen ein Völlegefühl und Aufstoßen sowie Entzündungen der Speiseröhre, die durch häufigen Rückfluss von Magensäure entstehen.

Im Schlaf ist die natürliche Reinigungsfunktion der Speiseröhre durch den Speichel und durch unbewusstes Schlucken ohnehin reduziert. Die Phasen zwischen den Reinigungsvorgängen verlängern sich gegenüber dem Wachzustand um das Zwei- bis Dreifache. Das bedeutet auch eine längere Einwirkung der Magensäure auf die Auskleidung der Speiseröhre. Brennende Schmerzen, Entzündungen oder krankhafte Veränderungen können die Folgen sein. Etwa 80 % der Patienten mit obstruktiver Schlafapnoe leiden unter Reflux, Übergewichtige sind davon besonders betroffen.

> **! Tipp**
>
> Bei einer Refluxerkrankung ist es ratsam, mit hoch gelagertem Kopf zu schlafen. Damit werden die Phasen zwischen der Selbstreinigung der Speiseröhre erheblich verkürzt und das Sodbrennen eingeschränkt.
>
> Durch eine CPAP-Therapie (mit Atemmaske) oder alternativ mit einer vom Zahnarzt angefertigten Protrusionsschiene können Schlafstörungen mit Refluxbeschwerden am besten behandelt werden.

Folgen des nicht-erholsamen Schlafes

Sekundenschlaf am Steuer kann tödlich enden
Einschränkungen der Fahrerlaubnis
Rechtliche Konsequenzen bei Unfällen

Sekundenschlaf am Steuer kann tödlich enden

Sekundenschlaf am Steuer gilt als eine der häufigsten Unfallursachen. Schätzungen gehen davon aus, dass ca. 25 % aller tödlichen Unfälle auf deutschen Autobahnen auf Einschlafen am Steuer zurückzuführen sind. Der volkswirtschaftliche Schaden infolge schläfrigkeitsbedingter Unfälle wird jährlich auf ca. 10 Milliarden Euro geschätzt.

In der Augenklinik der Universität Tübingen wurde ein Gerät entwickelt, das die Schläfrigkeit des Autofahrers durch Veränderungen der Pupillen und Schwankungen des Pupillendurchmessers innerhalb von elf Minuten misst.

Ein solches Gerät wurde im Rahmen einer Studie (Dr. H.-G. Weeß, 2002) auf einem Autobahn-Rastplatz eingesetzt. Innerhalb von 24 Stunden waren 164 Personen bereit, ihre Fahrtauglichkeit testen zu lassen.

Etwas über die Hälfte der untersuchten Kraftfahrzeugführer zeigte eine normale Fahrtauglichkeit, 28 % eine eingeschränkte und 15 % eine totale Fahruntauglichkeit infolge erhöhter Schläfrigkeit. Acht Personen aus der Gruppe der völlig Fahruntauglichen schliefen während der elfminütigen Messung im Sitzen ein.

Dessen ungeachtet nutzten die offensichtlich übermüdeten Kraftfahrer das Angebot nicht, sich in einem bereitgestellten Zelt schlafen zu legen. Sie gaben an, noch mehrere hundert Kilometer weiter fahren zu wollen.

Besonders Lastwagen- und Busfahrer mit hohen Lenkzeiten und vorausgegangenem unzureichendem Nachtschlaf sind von Schläfrigkeit am Steuer betroffen.

FOLGEN DES NICHT-ERHOLSAMEN SCHLAFES

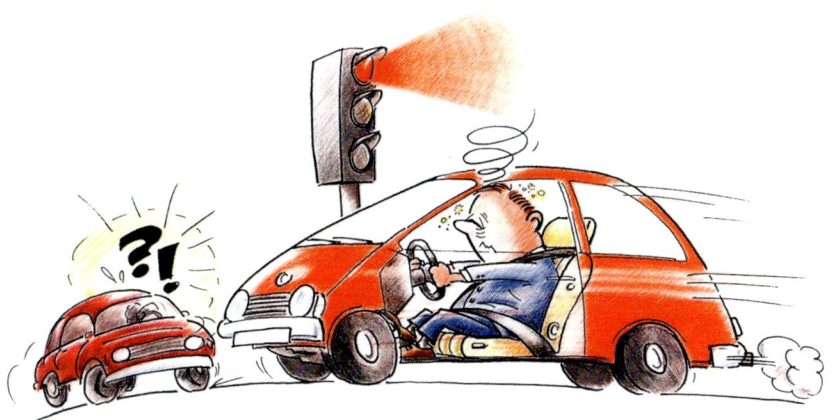

Hohe Tagestemperaturen im Sommer beeinflussen und verstärken den Sekundenschlaf am Steuer deutlich. Bereits bei Temperaturen von über 26°C im Wageninnern nimmt das Reaktionsvermögen stark ab. Hohe Temperaturen sind eine psychische Belastung für den Fahrer. Sie macht sich durch Gereiztheit, Unruhe und Aggressivität im Straßenverkehr bemerkbar.

Da die eigene Fahrtauglichkeit häufig nicht richtig eingeschätzt wird, halten sich Kraftfahrzeugführer trotz Schläfrigkeit noch für ausreichend fahrtüchtig.

Fahrten in den Nachtstunden zwischen 2:00 Uhr und 5:00 Uhr sollten möglichst vermieden werden. Während dieser Zeit weist der Körper sein geringstes Leistungsvermögen auf.

Fazit:

Bei Müdigkeit heißt das beste Mittel gegen Einschlafen am Steuer: anhalten und schlafen. 10 bis 20 Minuten reichen zur Erholung bereits aus. So können schwere Unfälle verhindert werden.

Einschränkung der Fahrerlaubnis

Schläfrigkeit am Steuer ist kein Kavaliersdelikt. Unfälle aufgrund von Sekundenschlaf werden verkehrsrechtlich verfolgt und können auch strafrechtliche Konsequenzen nach sich ziehen.

Um die Eigen- und Fremdgefährdung zu reduzieren, sollten Führerscheinerwerber frühzeitig und intensiv über die Erkennung und Vermeidung von Schläfrigkeit am Steuer informiert werden.

Die Änderungen der Fahrerlaubnisverordnung vom Juli 2007 tragen sowohl den Erkenntnissen als auch der Bedeutung müdigkeitsbedingter Unfälle Rechnung. So wurden in der Anlage 4 der Verordnung Erkrankungen und Mängel aufgenommen, die die Eignung zum Führen von Fahrzeugen länger beeinträchtigen oder aufheben können. Anstelle der „Schlafapnoe" wurden **„Schlafstörungen mit Tagesschläfrigkeit"** aufgenommen.

Dieses Krankheitsbild ist gekennzeichnet durch im Schlaf auftretendes Schnarchen mit wiederholten Atmungsaussetzern. Sie sind Hauptsymptom des **Obstruktiven Schlaf–Apnoe-Syndroms** (OSAS = Atemstillstand im Schlaf, mit Tagesschläfrigkeit).

Auch die Voraussetzungen für die Erteilung bzw. Verlängerung der Fahrerlaubnis zum Führen eines Lkw, von Bussen und Taxen wurden geändert. Vor der Fahrerlaubnis/Verlängerung sollen für diese Fahrzeugführer „Erkrankungen mit erhöhter Tagesschläfrigkeit" per Screening erfasst und bei Verdacht auf „schlafbezogene Atmungsstörungen" eine weitere schlafmedizinische Diagnostik durchgeführt werden. Testverfahren zur Tagesschläfrigkeit stehen von der Befundaufnahme (Anamnese) bis zu apparativ und personell aufwändigen Verfahren – gegebenenfalls einschließlich Fahrsimulator – zur Verfügung.

Rechtliche Konsequenzen bei Unfällen

Für die Eignung zur Fahrzeugführung ist nach der Fahrerlaubnisverordnung (§ 2 Abs.1) primär jeder Verkehrsteilnehmer selbst verantwortlich. Bei der Beantragung einer Fahrerlaubnis sind Angaben zu Erkrankungen freiwillig.

Bei einem müdigkeitsbedingten Unfall wird von grober Fahrlässigkeit ausgegangen, eine Ordnungsstrafe verhängt und die Fahrerlaubnis für ein Jahr eingezogen. Zusätzliche Auflagen wie begrenzter Fahrradius oder begrenzte Fahrtzeit können bei Wiedererlangung der Fahrerlaubnis festgelegt werden.

Ist dem Fahrzeugführer die Erkrankung, die seine Tagesschläfrigkeit verursacht, bekannt und ein Unfall eindeutig durch wahrgenommene Schläfrigkeit verursacht, ist ein Straftatbestand erfüllt. Das Strafmaß kann eine Geld-/Freiheitsstrafe umfassen. Wichtig ist zu wissen, dass auch die Haftpflichtversicherung ihre Leistungen einschränken kann.

Fahrerlaubnis-Verordnung

Krankheiten, Mängel	Eignung oder bedingte Eignung		Beschränkungen/Auflagen bei bedingter Eignung	
	Klassen A, A1, B, BE, M, L, T	Klassen C, C1, CE, C1E, D, D1, DE, D1E, FzF	Klassen A, A1, B, BE, M, L, T	Klassen C, C1, CE, C1E, D, D1, DE, D1E, FzF
11.2.1 unbehandelte Schlafapnoe mit ausgeprägter Vigilanzbeeinträchtigung	nein	nein	– – –	– – –
11.2.2 behandelte Schlafapnoe	ja	Ja	regelmäßige Kontrolle	regelmäßige Kontrolle

FOLGEN DES NICHT-ERHOLSAMEN SCHLAFES

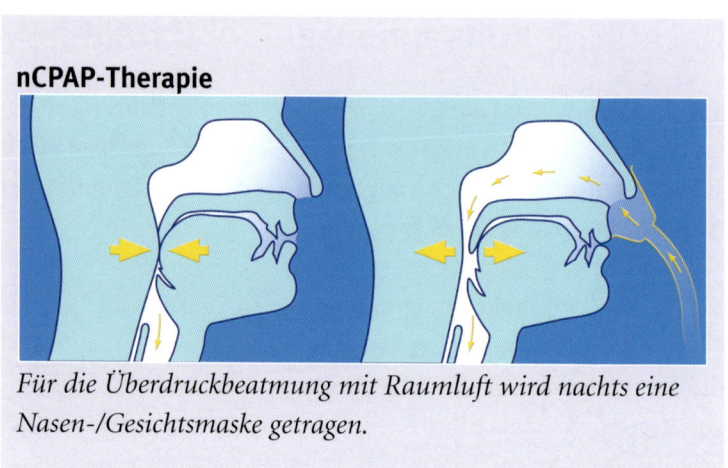

nCPAP-Therapie

Für die Überdruckbeatmung mit Raumluft wird nachts eine Nasen-/Gesichtsmaske getragen.

Das Unfallrisiko beim **Obstruktiven Schlaf-Apnoe-Syndrom** und der damit verbundenen Tagesschläfrigkeit ist drei- bis zu siebenfach erhöht. Die Unfallhäufigkeit kann durch die so genannte nCPAP-Therapie (s. Kasten) nachweislich gesenkt werden.

In der Fahrerlaubnisverordnung ist festgehalten, dass Personen mit einer unbehandelten Tagesschläfrigkeit nicht fahrtauglich sind. Ihre Fahrtauglichkeit können sie jedoch nach erfolgreicher Behandlung wiedererlangen.

Behandlungsdauer und -art hängen von der Grunderkrankung ab. Beim Schlaf-Apnoe-Syndrom kann nach positiver Anwendungsbeurteilung einer verordneten nCPAP-Therapie eventuell schon nach 14 Tagen eine Arbeitsfähigkeit bescheinigt werden.

Ratschläge für den erholsamen Schlaf

Der Schlummertrunk – ein Schlafmittel?
Wie man sich bettet – so schläft man

Der Schlummertrunk – ein Schlafmittel?

Ein Glas Rotwein oder eine Flasche Bier haben zwar eine entspannende und einschlaffördernde Wirkung, aber Vorsicht: Allabendlich genossen können sie auch zur Gewöhnung führen. Oftmals reicht dann ein Glas zum „besseren Einschlafen" nicht mehr aus, sondern das Gegenteil wird erreicht: Alkohol macht den Schlaf flacher, unruhiger und verkürzt deutlich die Tiefschlafphasen. Selbst wenn man damit schneller einschläft, kann man nachts, wenn man aufwacht, schlechter wieder einschlafen. Daher sollte auf Alkohol als tägliche Einschlafhilfe besser verzichtet werden.

Schlaf-Vorbereitungen

Wenigstens eine halbe Stunde Zeit sollte man sich gönnen, um sich von den Aktivitäten des Tages zu verabschieden und auf den Schlaf vorzubereiten. Ein spannender Fernsehkrimi ist dafür sicher genauso wenig geeignet wie ein spannungsreiches Pokerspiel. Besser ist es, ein weniger spannendes Buch zu lesen, mit ruhiger Musik den Tag ausklingen zu lassen oder einen Abendspaziergang zu machen.

Einschlafrituale

Täglich zur gleichen Zeit zu Bett gehen – oder erst dann, wenn man wirklich müde ist.

Fernsehen im Bett oder Radio hören – auch wenn es „nur" Musik oder Nachrichten sind – eignen sich nicht zum „Abschalten" der Tagesprobleme. Um sich vom Tagesstress besser zu lösen und auf andere Gedanken zu kommen, kann man im Bett ein Buch lesen. Meist ist man schon nach wenigen Seiten so müde, dass der Schlaf schnell eintritt.

Wie man sich bettet – so schläft man

… das Schlafzimmer

Größere Störfaktoren wie Straßen-, Schienen- und Fluglärm lassen keinen ruhigen Schlaf zu. Sie gehören zu den Ursachen für Einschlaf- und Durchschlafstörungen, an die man sich auch kaum gewöhnen kann.

Das Schlafzimmer sollte nicht nur der ruhigste Raum der Wohnung, sondern auch gegen störendes Licht von Straßenlaternen, Leuchtreklamen oder Autoscheinwerfern durch Abdunkeln der Fenster geschützt sein.

Unabhängig von den Jahreszeiten sollte die Raumtemperatur möglichst gleichmäßig zwischen 16 und 20° C liegen.

Das regelmäßige Lüften des Schlafzimmers am Tage ermöglicht eine Raumfeuchtigkeit von ca. 50 %. Sie schützt die Schleimhäute der Atmungsorgane vor Austrocknung.

Bei offenem Fenster zu schlafen hat Vorteile. Befindet sich die Wohnung bzw. das Schlafzimmerfenster allerdings an einer verkehrsreichen Straße, sollte das Fenster geschlossen bleiben.

… das Bett

Ein Drittel des Lebens verbringt der Mensch im Bett. Zu diesem wohl meist genutzten Möbelstück gehören ein möglichst verstellbarer Lattenrost und eine darauf abgestimmte Matratze. Beides zusammen bewirkt den Komfort für eine ca. achtstündige Liegezeit. Unabhängig davon, ob es sich um ein Doppel- oder Einzelbett bzw. um zwei einzeln stehende Betten handelt, als Schlaf- und Ruhestätte ist das Bett eine Grundlage, um die Leistungsfähigkeit für den nächsten Tag zu schaffen.

RATSCHLÄGE FÜR DEN ERHOLSAMEN SCHLAF

... beim Bettenkauf beachten

Für den Kauf eines Bettes ist ein Fachgeschäft zu empfehlen. In jedem Fall sollten aber speziell geschulte Mitarbeiter auf individuell zu beachtende Voraussetzungen hinweisen können und die entsprechenden Angebote kennen. Bei der Bettenauswahl sind grundsätzlich Körpergröße und eventuelles Übergewicht für Art und Qualität der Lattenroste sowie der Matratzen-Härtegrad zu berücksichtigen:

- Die Länge des Bettes sollte am Kopf- und Fußende einen Freiraum von ca. 15 bis 20 cm aufweisen.
- Ein breites Bett (ca. 1 m) bietet grundsätzlich mehr Komfort als ein schmaleres Bett, das eher von Jüngeren bevorzugt wird.
- Ältere Menschen sollten beim Neukauf besonders auf die Höhe des Bettgestells achten, die das Aufstehen erleichtert.
- Individuell verstellbare Lattenroste am Kopf- und Fußende tragen zum erholsamen Schlaf bei.
- Zu empfehlen sind Lattenroste mit 7 cm oder kleineren Abständen, da sie nicht so leicht „durchhängen".
- Lattenrost und Matratze sollten aufeinander abgestimmt sein, um sich dem Körper gleichmäßig anzupassen.
- Matratzen sollten „körperunterstützend" wirken. Das heißt: sie dürfen weder zu weich noch zu hart sein.

Diese wenigen Hinweise sollten auch diejenigen beachten, die schon viele Jahre in „ihrem Bett" schlafen. Denn eine Matratze sollte nach ca. zehn Jahren erneuert werden.

8

Hilfe, mein Mann schnarcht ...

Das „Sägewerk" Schlafzimmer
Wie Schnarchen entsteht
Ist Schnarchen wirklich harmlos?
Zweifelhafte Hilfen gegen das Schnarchen

Das „Sägewerk" Schlafzimmer

In Millionen Schlafzimmern wird nachts „gesägt": Verzweifelt verlassen viele Frauen – manche sogar für immer – das gemeinsame Schlafzimmer, weil das Schnarchen des Schlafpartners nicht nur nervt, sondern ihnen den erholsamen Schlaf raubt.

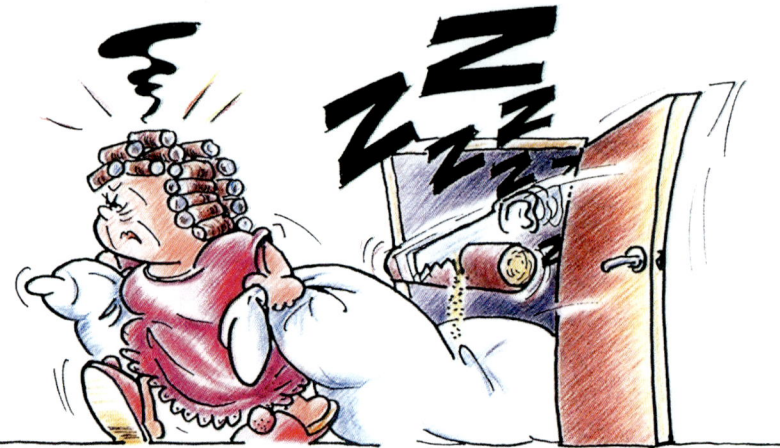

Eine Studie aus England zeigt, dass Frauen beim Thema Schnarchen weitaus nachsichtiger sind als Männer: Sie büßen wöchentlich mehrere Stunden Schlaf ein, können die am Arbeitsplatz geforderten Leistungen weniger gut erbringen, ihre Fahrtüchtigkeit und auch ihre Fitness sind stark beeinträchtigt.

Männer gehen mit ihrer schnarchenden „besseren Hälfte" weit weniger behutsam um: Sie machen dem Schnarchen durch Wachrütteln ein Ende.

Darüber hinaus fühlt „er" sich durch das Schnarchen der Partnerin auch nicht so gestört wie umgekehrt, da Männer offensichtlich einen tieferen Schlaf als Frauen haben.

Das „Sägewerk" im Schlafzimmer kann für das Beziehungsleben eines Paares eine ernst zu nehmende Bedrohung sein.

Wie Schnarchen entsteht

Schnarchen ist ausschließlich im Schlaf möglich. Ein Drittel aller Erwachsenen schnarcht, bei Kindern und Jugendlichen sind es ca. 15 bis 20 %. Die Ursache ist eine Verengung der oberen Atemwege, die eine Vibration der Weichgewebe und damit die mehr oder weniger lauten Geräusche auslösen.

Der obere Teil der Luftröhre – der weiche Gaumen, das Gaumenzäpfchen und der Rachenraum – sind Weichgewebe, die weder von Knorpel noch von Knochen abgestützt werden.

Im Schlaf wird der obere Luftweg durch die allgemeine Entspannung der Muskulatur – auch der Atemmuskulatur – physiologisch etwas eingeengt. Organische Veränderungen können diese Situation noch verstärken.

Der verengte Luftweg erhöht den Luftwiderstand und damit die Geschwindigkeit der Luft beim Einatmen. Es entsteht ein Sog, der die Weichteile vibrieren lässt und die Schnarchgeräusche auslöst.

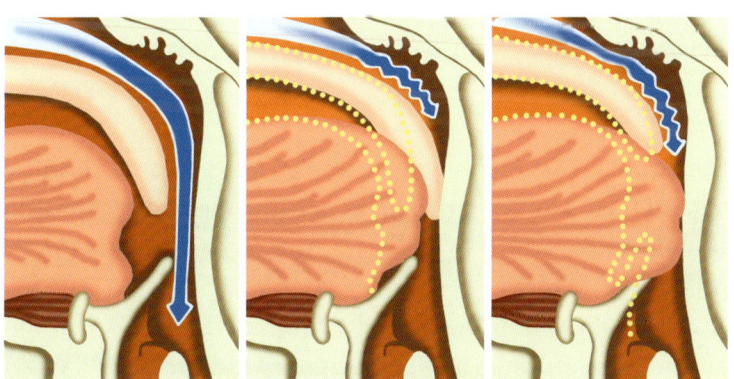

Ungestörte Atmung   *Weicher Gaumen und Zungengrund verschließen zeitweilig die Luftröhre*

Zusätzlich können weitere einzeln oder zusammen auftretende Symptome den Luftweg verengen:
- ▶ Rückenschlaflage mit nach hinten fallender Zunge
- ▶ große Mandeln (Tonsillen)
- ▶ Polypen (Adenoide Wucherungen)
- ▶ Rücklage des Unterkiefers (bei ca. 25 % aller Schnarchenden)
- ▶ Kieferanomalien, die eine Zungenruhelage am Oberkiefer verhindern
- ▶ vertikales Unterkieferwachstum
- ▶ offene Mundhaltung mit Zungenrücklage
- ▶ Mundatmung mit nach hinten rotierendem Unterkiefer
- ▶ Übergewicht mit Fetteinlagerungen im Halsbereich
- ▶ eingeschränkte Nasendurchgängigkeit durch Wucherungen oder Nasenscheidewandverkrümmungen

Ist Schnarchen wirklich harmlos?

Häufig wird Schnarchen, wenn es nicht mit Atemaussetzern verbunden ist, vom Betroffenen selbst – aber auch von Ärzten – als „harmlos" angesehen.

Schnarchen führt zu Vibrationen im Bereich des Halses. Ständige Vibrationen können erhebliche Schädigungen der Muskeln bewirken.

Aus der Arbeitsmedizin ist bereits bekannt, dass die Arbeit mit einem Presslufthammer Nerven- und Muskelschäden in den Armen verursacht: Muskeln, die von angegriffenen Nerven versorgt werden, verändern sich und ganze Faserbündel sterben ab.

HILFE, MEIN MANN SCHNARCHT ...

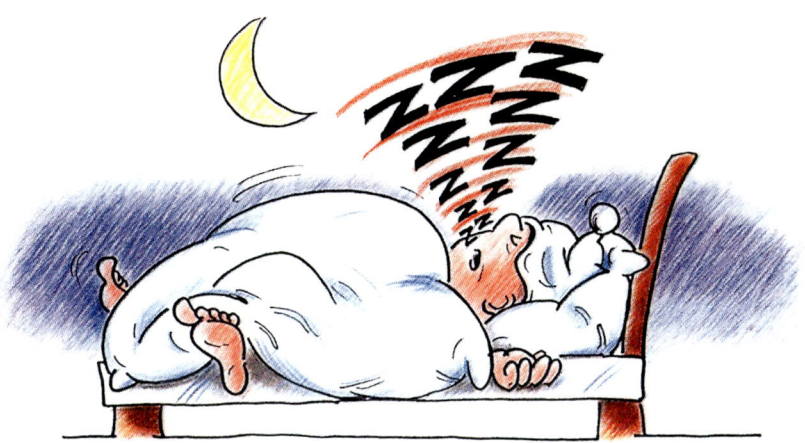

Derartige Veränderungen werden auch in den Muskeln der oberen Atemwege bei Schnarchern und bei Schlafapnoe-Patienten beobachtet. Während gesunde Menschen verschiedene Muskelfasertypen haben – Fasern für schnelle Aktivität und Fasern für Dauerbelastungen –, zeigen Schnarcher und Schlafapnoe-Patienten ein einheitliches Bild: Bei ihnen bleibt nur noch ein Muskelfasertyp übrig. Diese Veränderungen gehen vermutlich auf eine Nerven- und Muskelschädigung der oberen Atemwege zurück. Vieles spricht dafür, dass diese Schäden von der ständigen Vibration des Schnarchens verursacht werden und deshalb zur Entwicklung des Schlafapnoe-Syndroms wesentlich beitragen. Während des Schlafes können die veränderten Muskelstrukturen die oberen Atemwege nicht mehr offen halten und nicht stabilisieren.

Fazit: !

Schnarchen ist keineswegs harmlos und sollte behandelt werden, um eine Schlafapnoe zu vermeiden.

Zweifelhafte Hilfen gegen Schnarchen

Das „harmlose Schnarchen" hat keine nachhaltigen Auswirkungen wie Tagesmüdigkeit, Leistungsschwäche, morgendliche Kopfschmerzen und stört die Schnarcher selbst am wenigsten. Die Schlafpartner aber, die „beschnarcht" werden, sind die Geschädigten, denn sie werden gestört und ihr Schlaf ist nicht erholsam. Frauen schnarchen in der Regel leiser, so dass sich der männliche Schlafpartner kaum gestört fühlt. Diese Situation in Millionen Schlafzimmern führte zu Überlegungen und „Erfindungen", um den Betroffenen – den nicht schnarchenden Bettpartnern – die notwendige Nachtruhe zu ermöglichen.

Produkte, die das Schnarchen unterbinden oder langfristig einstellen, gibt es in großer Vielfalt:
- Sprays und Spüllösungen
- Kopf und Kinnbinden
- Stützkissen
- Tabletten
- Muskeltrainer
- elektronische Geräte
- Protrusionsschienen
- Musik-CDs

In den Beschreibungen dieser „Antischnarchmittel" ist oft die Rede von „klinisch getestet", „wissenschaftlich nachgewiesen", „im Selbsttest mit positivem Ergebnis geprüft" oder „von führenden Ärzten eingesetzt oder empfohlen".

Stiftung Warentest hat eine Untersuchung von 31 Mitteln für die Selbstbehandlung, die vorbeugend oder lindernd bei Schnarchen wirken sollen, vorgenommen (test 01/2004; 88-91).

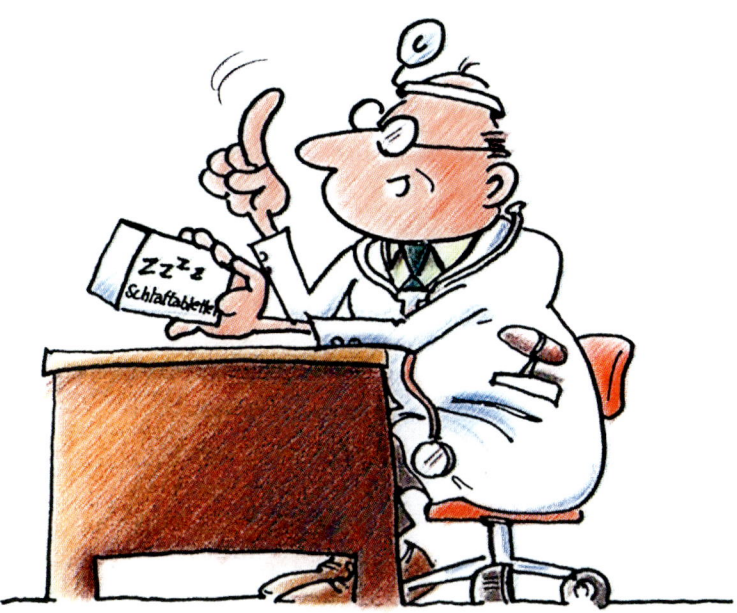

Ergebnisse: Unter den Bedingungen des wissenschaftlichen Nachweises wurden alle vorgestellten Antischnarch-Hilfen für „wenig geeignet" bewertet, da deren Wirksamkeit von den Herstellern wissenschaftlich nicht ausreichend nachgewiesen werden konnte.

So halten „Kinnbinden" nachts zwar den Mund geschlossen, doch bei Einengungen der oberen Atemwege kann das „nasale Schnarchen" nicht verhindert werden.

Ähnlich wirkungslos sind die verschiedenen „Nasenspreizer": Sie erweitern zwar die Nasenlöcher, können aber die durch den weichen Gaumen und die Auskleidung der Rachenwände entstehenden Schnarchgeräusche nicht verhindern.

Das gilt auch für die über zehn verschiedenen Tropfen und Sprays, die das geräuschvolle Flattern des Gaumensegels und des Gaumenzäpfchens verhindern sollen und zwischen 10 und 40 EURO kosten.

Die Anwendung elektronischer Geräte, die am Arm oder im Kopfkisten untergebracht sind, schaden dem Schnarcher mehr, als sie ihm helfen: Die bei einer bestimmten Lautstärke des Schnarchens einsetzenden Warntöne oder Vibrationen führen zu Weckreaktionen und damit zu Schlaffragmentierungen. Sie wirken einem erholsamen Schlaf entgegen und stören möglicherweise auch den Schlaf des Bettpartners.

Ruhe verschaffen sich Schlafpartner – wenigstens zeitweise – auch durch Rippenstöße. Sie bedeuten für den Schnarcher wiederum ein kurzes, von ihm selbst zwar unbemerktes Aufwachen und stören seinen Schlaf mehrmals.

Bedeutsam ist, dass der geplagte Bettpartner nicht beurteilen kann, ob sein schnarchender Ruhestörer „harmlos" schnarcht oder ob das laute Schnarchen eher ein Anzeichen (Symptom) einer wesentlichen Atemstörung ist, einer Schlafapnoe. In diesem Fall setzt nicht nur das Schnarchen für eine kurze Zeit aus, die Atmung ist etliche Sekunden und bis zu einer Minute teilweise oder ganz unterbrochen.

„Schnarch-Schienen" – eine echte Hilfe

Zahnärztliche Therapie kann Schnarchen stoppen
Intraorale Schnarchtherapie-Geräte
Vorbereitung für ein IST-Gerät
Die Anfertigung von Protrusionsschienen
Geräte aus Amerika und Australien
Anforderungen an Protrusionsschienen
Behandlung mit Protrusionsschienen
Testgerät und technische Anforderungen

"SCHNARCH-SCHIENEN" – EINE ECHTE HILFE

Zahnärztliche Therapie kann Schnarchen stoppen

Intraorale Schnarchtherapie-Geräte – also im Mund befindliche Apparaturen – werden wie eine Zahnspange nachts getragen. Sie basieren in ihrer Wirkung auf einem Handgriff, der bei Ohnmächtigen den Unterkiefer – und damit auch die Zunge – nach vorne holt, um die Betroffenen vor dem Erstickungstod zu bewahren.

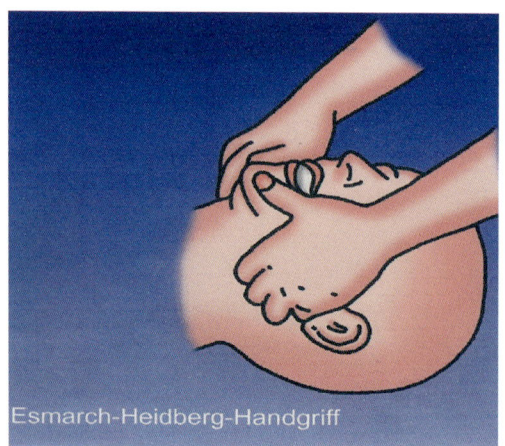
Esmarch-Heidberg-Handgriff

Bereits 1984 wurden die ersten intraoralen Schnarchtherapie-Geräte (IST-Geräte) vorgestellt und seitdem ständig weiterentwickelt. An der fachübergreifenden (interdisziplinären) Zusammenarbeit zwischen Schlafmedizinern und Zahnärzten hat die Zahntechnik einen wesentlichen Anteil. Die praktische Umsetzung bei der Einführung und die systematische Weiterentwicklung der IST-Geräte – gleich welcher Art – erfolgte durch Zahnärzte und Kieferorthopäden.

Wie bei einer Ohnmacht kommt es auch im Schlaf durch die allgemeine Muskelentspannung zur Rückverlagerung der Zunge und dadurch zur Einengung des oberen Atemweges. Durch die "Schnarchschiene" wird der Unterkiefer – und damit die Zunge – nach vorne verlagert, was zur Erweiterung des Rachenraumes und zu ungestörtem Atemfluss führt.

Intraorale Schnarchtherapie-Geräte

Wissenschaftliche Untersuchungen bestätigen die Wirksamkeit der zahnmedizinischen intraoralen Apparaturen. Sie können zur Beseitigung des Schnarchens und zur Behandlung leichterer Formen des obstruktiven Schnarchens und bei Schlafapnoe eingesetzt werden.

Am häufigsten werden so genannte „Zweischienen-Systeme" verwendet. Jeweils für den Ober- und Unterkiefer angefertigte dünne Kunststoffschienen werden dabei durch Führungsstege miteinander verbunden. Diese führen den Unterkiefer und damit gleichzeitig die Zunge während des Schlafs in eine stabile Vorschubstellung. Dadurch wird der obere Atemweg (Pharynx) erweitert und das notwendige Atemvolumen für die Lungen gesichert.

Gleichzeitig wird das Schnarchen, dass durch Flattern des Gaumensegels entsteht, beseitigt: Der Atemweg wird durch den Unterkiefervorschub im Durchmesser größer und ein Zusammenfallen des Zungengrundes und der Pharynx-Weichteile verhindert.

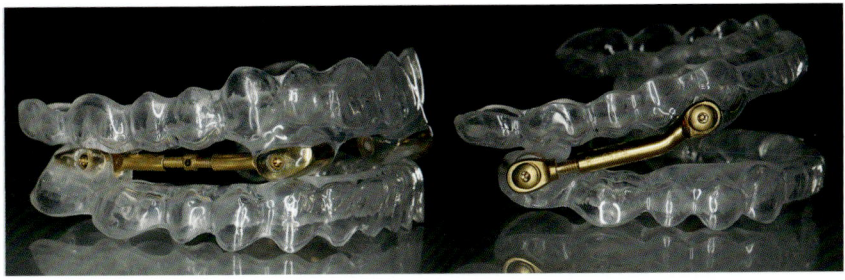

IST®plus 2004   IST®classic 2009

Vorbereitung für ein IST-Gerät

Der Unterkiefer lässt sich in der Regel ca. 8 bis 12 mm nach vorne bewegen. Die erforderliche Vorverlagerung durch Protrusionsschienen benötigt aber nur ca. zwei Drittel dieser maximalen Vorschubmöglichkeit, um eine therapeutische Wirkung zu erzielen.

Der Zahnarzt legt mit einer so genannten Konstruktions-Bissnahme die individuell erforderliche Vorschubstrecke für den Patienten fest. Dazu wird zuerst die maximale Vorschubmöglichkeit ermittelt und davon ein geringerer Vorbiss von 50 – 70 % als therapeutische Unterkieferlage bestimmt. Diese Angaben sind für die Anfertigung des IST-Gerätes im zahntechnischen Labor wichtig.

Ermittlung der therapeutischen Vorbisslage

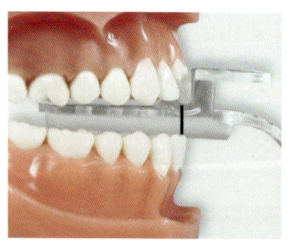 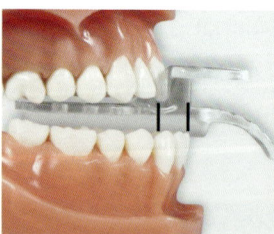 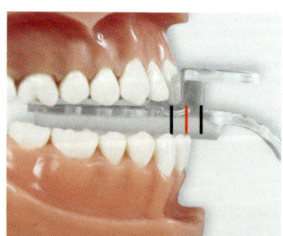

Rückwärtige Lage   *Maximaler Vorbiss*   *Therap. Vorbiss ca. 50 – 70 %*

Die Anfertigung von Protrusionsschienen

Nachdem der Zahnarzt Abformungen des Ober- und Unterkiefers vorgenommen und den Vorbiss des Unterkiefers mit einer Bissgabel festgestellt hat, werden die Protrusionsschienen diesen Befundunterlagen entsprechend individuell in einem zahntechnischen Labor angefertigt.

Die Kiefermodelle aus Gips werden mit der Bissgabel in einen „Artikulator" gestellt – einen Simulator, der die Bissverhältnisse des Patienten schädelbezüglich wiedergibt. Erst danach kann entschieden werden, welches Schienengerät sich für die vorliegenden Kiefer- und Bissverhältnisse am besten eignet. Die beiden abgebildeten Apparaturen haben den Vorteil, dass der Unterkiefer frei beweglich bleibt und das Kiefergelenk nicht eingeschränkt wird.

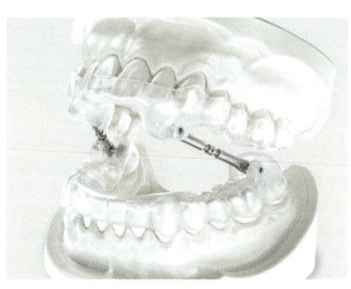

Das IST®plus-Gerät (n. HINZ 2004) zeichnet sich durch besonderen Tragekomfort aus: Die Vorschubstege liegen, anders als bei allen anderen Geräten, zwischen den Zahnreihen (interokklusal) und stören weder die Zunge (innen) noch die Wangenmuskulatur (außen).

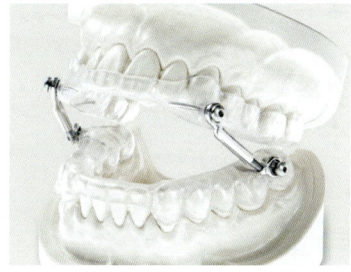

Das IST®classic-Gerät (n. HINZ 2009) hat im Gegensatz zu ähnlichen Apparaturen anders platzierte Befestigungspunkte für die Vorschubstege. Der Vorteil: Bei Mundöffnung wird so verhindert, dass der Unterkiefer nach hinten rotiert und den Luftraum wieder teilweise verengt.

Geräte aus Amerika und Australien

Weltweit gibt es mehr als 70 verschiedene Gerätekonstruktionen, die das Schnarchen verhindern und schlafmedizinisch wirken sollen. Die hier beispielhaft dargestellten Geräte haben sich in Deutschland überwiegend durchgesetzt und sind auch hier klinisch getestet, wissenschaftlich untersucht und anerkannt.

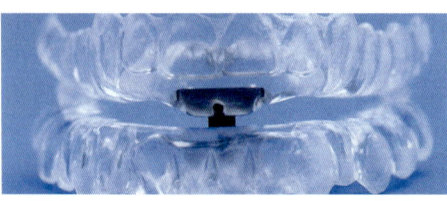

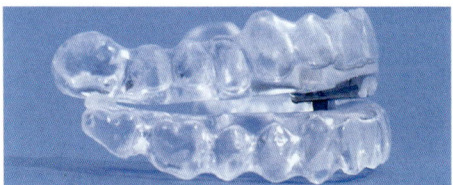

Das **TAP®-Gerät** *(n. THORNTON 1999) besteht ebenfalls aus zwei Schienen, die im frontalen Bereich zusammengehalten werden. Als Vorteil wird angeführt, dass die Schienen nur eine geringe Bisssperrung benötigen. Eine Mundöffnung ist damit nicht möglich und Seitwärtsbewegungen sind eingeschränkt.*

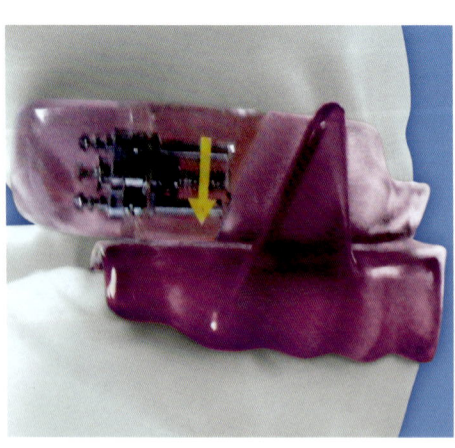

Das **SomnoDent®-Gerät** *(n. PARMISANO 2004) besteht aus zweischichtigen Kunststoffschienen mit Vorschub-Flossen, die vom Unterkiefer ausgehen und in eine verstellbare schiefe Ebene der oberen Schiene einrasten. Die Apparatur erlaubt Mundöffnungsbewegungen, aber nur geringe Seitwärtsbewegungen des Unterkiefers.*

Anforderungen an Protrusionsschienen

Apparative Behandlungen gegen das Schnarchen und schlafbezogene Atmungsstörungen sind in der Regel **Dauertherapien**, die etwa im halbjährigen Rhythmus regelmäßig nachkontrolliert werden müssen.

Voraussetzungen für intraorale Apparaturen:
- Mindestanzahl gesunder Zähne (je Kiefer mindestens acht Zähne)
- weder Zahnstein noch Zahnfleischentzündungen und gute Mundhygiene
- keine Einschränkungen der Öffnungs-, Vorschub- und Seitwärtsbewegungen des Unterkiefers
- um krankhafte Befunde auszuschließen: röntgenologische Diagnose der Zähne, der Kiefer und des Kiefergelenks durch Panorama-Röntgen-Aufnahme

Protrusionsschienen und andere „Schnarchschienen" sind ausschließlich der Erwachsenenbehandlung vorbehalten und **nicht** für Kinder und Jugendliche im Wachstum geeignet.

Indikation für intraorale Schienen-Apparaturen:
- Harmloses (habituelles) Schnarchen
- Obstruktives Schnarchen ohne Atemaussetzer
- Leichte bis mittelgradige obstruktive Schlafapnoe mit Atemaussetzern
- Maskenunverträglichkeit bei nCPAP-Therapie
- Überbrückungstherapie für Übergewichtige bei mittelfristiger Gewichtsreduzierung

Behandlung mit Protrusionsschienen

Um schlafbezogene Atmungsstörungen bzw. Schnarchen zu beheben, sind im Grunde Dauerbehandlungen notwendig, da die zahnärztlichen Apparaturen – auch die schlafmedizinischen nCPAP-Geräte – keine Heilung herbeiführen, sondern nur während des Schlafes zu einer normalen Atmung verhelfen.
Das bedeutet:
1. Die Geräte müssen regelmäßig nachts getragen werden.
2. Die Mitarbeit des Patienten (Compliance) ist für den Therapieerfolg mit verantwortlich.

Protrusionsschienen unterscheiden sich im Wesentlichen nur im Tragekomfort. Je angenehmer und störungsfreier sie sind, umso selbstverständlicher wird das regelmäßige Tragen. Tragekomfort erleichtert also die persönliche Mitarbeit und verbessert den Therapieerfolg! Dementsprechend zeigen Langzeituntersuchungen, dass Protrusionsschienen eine bessere Compliance aufweisen als die Therapie mit nCPAP-Apparaturen. Trotzdem steht fest, dass mit einer Überdruckbehandlung die voraussagbaren Ergebnisse sicherer sind als mit einer Schienentherapie.

Nebenwirkungen bei der apparativen Behandlung sind grundsätzlich nicht auszuschließen – weder bei einer nCPAP-Therapie noch bei intraoralen Schienen.
Während es bei der Überdruckbehandlung zu Reizungen und Austrocknung der Nasenschleimhäute und zu Druckstellen durch die Maske kommen kann, sind bei der Schienentherapie Stellungsveränderungen der Zähne und der Kiefer zueinander möglich. Auch deshalb sind regelmäßige Kontrolluntersuchungen nötig.

Testgerät und technische Anforderungen

Ist mit einer Schienentherapie der gewünschte Erfolg zu erwarten? Die Beantwortung dieser Frage ermöglicht ein preiswertes vorgefertigtes Testgerät aus thermoplastischem Kunststoff, das nach Erwärmung direkt im Mund angepasst wird. Damit kann nicht nur der Schlafpartner feststellen, ob das Schnarchen aufhört. Auch der Schnarcher selbst kann beurteilen, ob das Tragen eines Fremdkörpers für ihn (nach einer Eingewöhnungszeit von zwei bis drei Tagen) erträglich ist und ob er sich ausgeruhter fühlt.

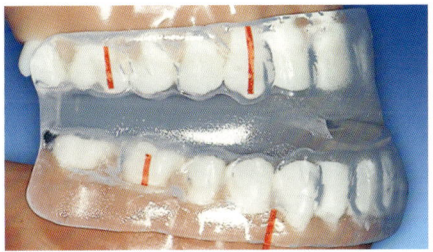 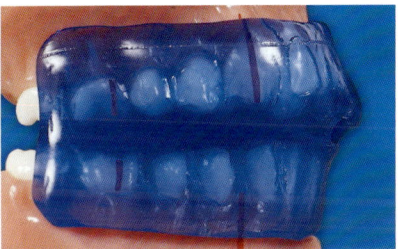

Testgeräte aus thermoplastischem Kunststoff

Um Nebenwirkungen möglichst zu vermeiden und eine ebenso komfortable wie grazile Gestaltung zu gewährleisten, werden die Protrusionsschienen nach bewährten Grundsätzen angefertigt und sollten nachfolgende Vorteile aufweisen.

"SCHNARCH-SCHIENEN" – EINE ECHTE HILFE

Anforderungen an Protrusionsschienen (n. HINZ)
- räumliche Umfassung aller Zähne
- verstellbare Unterkiefereinstellung
- vertikale und horizontale Bewegungsfreiheit
- keine Einengung für die Zunge
- grazile Gestaltung durch dünne Schienen
- hygienefreundliches Basismaterial
- stabile Konstruktion der Vorschubmechanik
- bruchsicheres Material zur Langzeitbehandlung

Schlafbezogene Bewegungsstörungen

Anfallartige Schlafstörung – die „Narkolepsie"
Die Narkolepsie-Erkrankung
Restless-Legs-Syndrom – Krankheitsbild „Unruhige Beine"
RLS-Diagnose
Ursachen – Formen – Therapie von RLS
Periodische Beinbewegungen im Schluf (PLMS)
Schlafbezogener Bruxismus
Interdisziplinäre Zusammenarbeit notwendig
Zahnärztliche Diagnostik
Zahnärztliche Therapie
Weiterführende Maßnahmen bei Bruxismus
Alternative Schmerzbehandlungen
Nächtliche Bein- und Wadenkrämpfe
Hilfe bei Krämpfen

SCHLAFBEZOGENE BEWEGUNGSSTÖRUNGEN

Anfallartige Schlafstörung – die „Narkolepsie"

Eine Besonderheit abnormer Tagesschläfrigkeit ist die Narkolepsie, eine angeborene oder genetisch bedingte Störung des Schlaf-Wach-Regulierungszentrums im Gehirn.

Sie wird weder durch schlafbezogene Atmungsstörungen noch durch zirkadiane Schlaf-Wach-Rhythmus-Störungen hervorgerufen und hat einen zentralnervösen Ursprung.

Das Hauptsymptom der Narkolepsie ist die plötzlich auftretende Tagesmüdigkeit. Sie überfällt den Betroffenen mehrfach am Tage und zwingt ihn, sich hinzusetzen oder hinzulegen.

Häufig kommt zur Narkolepsie noch der Verlust des Muskeltonus, eine Kataplexie, hinzu. Bei diesem plötzlichen Anfall von Muskelschwäche erschlaffen einzelne Körperteile völlig – Arme, Beine, Nacken, Unterkiefer oder Augenlider.

Kataplektische Anfälle treten ohne jegliche Ankündigung unvermittelt auf. Sie können wenige Sekunden, aber auch mehrere Minuten bei vollem Bewusstsein andauern.

Ausgelöst werden die Schlafanfälle durch bedeutsame emotionale Ereignisse wie beispielsweise Lachen, Trauer oder Ärger.

> **!** *Tipp*
>
> Schlafanfall-Probleme am Arbeitsplatz können präventiv durch mehrere kleine Schlafpausen von 10 bis 15 Minuten vermieden werden.

SCHLAFBEZOGENE BEWEGUNGSSTÖRUNGEN

Die Narkolepsie-Erkrankung

Sie tritt erst im Erwachsenenalter auf. Die Erkrankung besteht fast immer lebenslänglich. Die Betroffenen sind sowohl im familiären als auch im beruflichen Bereich benachteiligt und gefährdet zugleich: monotone automatische Handlungen am Computer, Fließband oder beim Autofahren werden teilweise im Halbschlaf fortgesetzt, mit einem hohen Unfallrisiko für sich selbst und die Umgebung.

Die Schlafanfälle treten häufig nach reichhaltigen Mahlzeiten, Alkoholkonsum und in warmen Räumen auf.

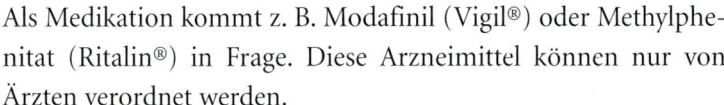

Narkoplexie und Kataplexie sind nicht heilbar, sie neigen eher zur Verschlimmerung. Die Krankheitssymptome und -auswirkungen können nur durch verhaltenstherapeutische Ansätze wie die beschriebenen kleinen Schlafpausen am Tage und psychostimulierende Medikamente eingeschränkt werden.

Als Medikation kommt z. B. Modafinil (Vigil®) oder Methylphenitat (Ritalin®) in Frage. Diese Arzneimittel können nur von Ärzten verordnet werden.

Bei anfallähnlichen Schlafattacken ist die Konsultation eines Schlafmediziners bzw. eines Neurologen unbedingt erforderlich.

Restless-Legs-Syndrom
– Krankheitsbild „Unruhige Beine"

Das Restless-Legs-Syndrom (RLS) zählt zu den häufigsten neurologischen Erkrankungen. 5 bis 10 % der Erwachsenen leiden darunter. Das Leitsymptom ist ein Missempfinden besonders in den Beinen, mit Kribbeln, Reißen, Strecken oder Schmerzen und dem unwiderstehlichen Drang, sich bewegen zu müssen, die Muskeln anzuspannen oder zu dehnen.

Kurzzeitig lassen sich die Beschwerden durch Bewegung der betroffenen Gliedmaßen, durch Aufstehen, Umherlaufen und periodisches Anspannen beheben. Die Symptome kehren in der Regel in der nächsten Ruhesituation zurück.

Da die Beschwerden überwiegend nachts auftreten, wird der Schlaf laufend unterbrochen und damit verhindert, erholsam ein- und durchzuschlafen. Chronische Müdigkeit am Tage, Antriebslosigkeit, Erschöpfung und Konzentrationsstörungen sind die Folge.

Neben der Tagesmüdigkeit behindern zusätzlich auch tagsüber auftretende unwillkürliche Bewegungen in Phasen der körperlichen Ruhe, z. B. im Theater oder im Kino, ein befriedigendes Sozialleben.

Das Restless-Legs-Syndrom tritt nach dem 30. Lebensjahr auf und verschlimmert sich mit zunehmendem Alter. Es ist eine ernstzunehmende Erkrankung mit schwerwiegenden Folgen für die Lebensqualität der Betroffenen.

RLS-Diagnose

Das RLS gehört zu den häufigsten, nicht erkannten Ursachen der über 80 international beschriebenen Schlafstörungen. Sie werden meist erst im Schlaflabor diagnostiziert, obgleich sie durch entsprechende Patienten-Befragung leicht zu erkennen sind. Dafür entwickelte die Deutsche Gesellschaft für Schlafforschung und Schlafmedizin 2009 die 4 Kriterien der so genannten S 3-Leitlinien:

▶ Bewegungsdrang der Beine, gewöhnlich begleitet von oder verursacht durch ein unbehagliches und unangenehmes Gefühl in den Beinen (z. T. auch in Armen od. anderen Körperregionen).
▶ Der Bewegungsdrang oder die unangenehmen Gefühle beginnen oder verschlechtern sich während der Ruhezeiten oder bei Inaktivitäten wie Sitzen oder Liegen.
▶ Der Bewegungsdrang oder die unangenehmen Gefühle werden durch Bewegungen wie Laufen oder Dehnen der Muskeln teilweise oder vollständig gebessert – zumindest so lange, wie diese Aktivität andauert.
▶ Der Drang sich zu bewegen oder die unangenehmen Gefühle sind abends oder nachts schlimmer als tagsüber oder treten ausschließlich abends oder nachts auf.

Drei unterstützende Kriterien geben weitere Hinweise:

▶ Positives Ansprechen der RLS-Symptomatik auf eine Medikamenten-Therapie (z. B. mit L-Dopa oder niedrigen Dosen von Dopamin-Antagonisten)
▶ Polysomnographie im Schlaflabor
▶ Positive Familienanamnese, da bei mehr als 50 % der Patienten eine erbliche Komponente vorliegt.

Ursachen – Formen – Therapie von RLS

Die **Ursachen** des Restless-Legs-Syndroms sind nur zum Teil bekannt. Es scheint sich um eine Störung des Gehirnsstoffwechsels zu handeln. Dabei spielen Neurotransmitter, das sind Botenstoffe wie das Dopamin, eine Rolle, die Informationen von einer Nervenzelle zur anderen weitergeben. Dieses zentrale System ist bei RLS offensichtlich gestört, so dass Dopamin synthetisch hergestellt und als Therapiemittel eingesetzt wird.

Eisenmangel und Nierenerkrankungen, Arthritis und Schwangerschaft sind weitere Auslöser für RLS.

Bei der Erkrankung wird zwischen einer sekundären (symptomatischen) und einer idiopathischen (selbstständigen) Form unterschieden.

Während die **sekundäre Form** für gewöhnlich verschwindet, wenn ihre Ursache (z. B. nach der Schwangerschaft) oder der Eisenmangel beseitigt wird, verschlimmert sich die vererbte **idiopathische RLS-Form** mit fortschreitendem Alter. Eine Heilung ist zurzeit (noch) nicht möglich.

Eine **individuell angepasste Therapie** hat das Ziel, die Schlafqualität zu verbessern. Das kann ggf. durch Eisenmangelpräparate oder mit Dopamin-ähnlichen Substanzen erfolgen, die eine Stimulierung der Dopamin-Rezeptoren zur körpereigenen Produktion des Wirkstoffes hervorrufen sollen.

Alle Verordnungen von Medikamenten erfolgen nach Beratung ausschließlich von entsprechenden Fachärzten in Zusammenarbeit mit Schlafmedizinern.

SCHLAFBEZOGENE BEWEGUNGSSTÖRUNGEN

Periodische Beinbewegungen im Schlaf (PLMS)

Eine andere Art periodischer Extremitätenbewegungen während des Schlafes (engl. *periodic limb movements during sleep*) wird im Gegensatz zum RLS vom Patienten subjektiv nicht wahrgenommen. Sie führen aber ebenfalls zur Schlaffragmentierung und zum nicht erholsamen Schlaf mit allen bekannten Auswirkungen am Tage. PLMS betreffen überwiegend die Beine und gehen mit einer Extension (Streckung) der Gelenke, der großen Zehen, Extension (Beugung) der Sprunggelenke und der Knie einher.

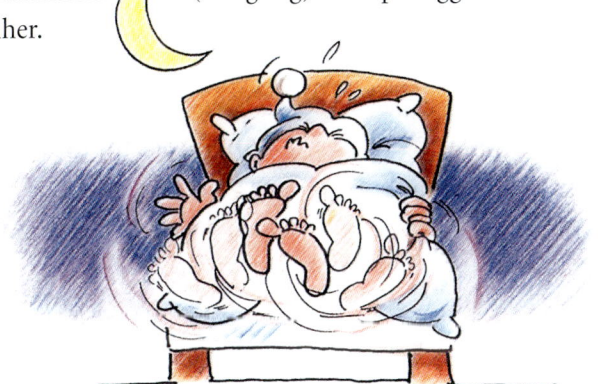

Da der betroffene Schläfer selbst die nächtlichen Bewegungsstörungen nicht bemerkt, sondern sich nur über Tagesschläfrigkeit, Einschlaf- und Durchschlafstörungen beklagt, kann die Ursache nur durch eine Polysomnographie im Schlaflabor festgestellt werden.

Therapeutisch werden die gleichen Medikamente angewendet wie bei der RLS.

Das Krankheitsbild wurde bisher noch wenig durch Studien erforscht. Man weiß aber, dass PLMS bereits im Kindesalter auftreten kann und sich im Laufe der Jahre verschlimmert.

Schlafbezogener Bruxismus

Das unbewusste nächtliche Zähneknirschen und Pressen der Zahnreihen aufeinander wird als schlafbezogener Bruxismus bezeichnet. Die im Schlaf auftretenden rhythmischen Aktivitäten der Kaumuskulatur sind Bewegungsstörungen, die schlafstörende Arousel (Aufwecken aus dem Schlaf) zur Folge haben.

Ähnlich wie beim Schnarchen fühlt sich nicht der Betroffene, sondern nur der Schlafpartner durch das laute Geräusch im Schlaf gestört. Der bruxierende Schläfer selbst nimmt sein eigenes lautes Knirschen nicht wahr.

Zähneknirschen ohne erkennbare Auslöser wird als „primärer Bruxismus" bezeichnet, während man von „sekundärem Bruxismus" bei Erkrankungen oder Genussmitteln (Alkohol) spricht.

In Zeiten besonderer psychischer Anspannung und von Stress kommt es häufig zu nächtlichem Zähneknirschen.

Meist tritt der Bruxismus zusammen mit schlafbezogenen Atmungsstörungen auf, oft in Verbindung mit Angstträumen in der REM-Phase.

Der Bruxismus wird schlafmedizinisch den Parasomnien – also Schlafstörungen, die beim Erwachen oder bei Schlafstadienwechsel auftreten – zugeordnet, die auch Aufwachstörungen (Arousel) und Störungen der REM-Phase bewirken.

Betroffen vom Bruxismus sind besonders Kinder und Jugendliche (15 bis 20 %), mit zunehmendem Alter nimmt das Bruxieren ab.

Bei der schlafmedizinischen Diagnostik wird das Zähneknirschen durch mikrofongestützte Aufzeichnungsverfahren ambulanter Screening-Geräte und im Schlaflabor durch Polysomnographie festgestellt.

Bruxismus kann bei allen schlafmedizinischen Erkrankungen auftreten, was aber leider bisher zu keiner konsequenten Therapie führte.

Interdisziplinäre Zusammenarbeit notwendig

Die Behandlung des Bruxismus und anderer Funktionsstörungen des Kiefergelenks (Craniomandibuläre Dysfunktionen – CMD) wie ausstrahlende Schmerzen der Kaumuskulatur können nur gemeinsam mit Zahnmedizinern erfolgen.

Durch Zähneknirschen überbelastete Kiefergelenke und die Kaumuskulatur können sich durch ausstrahlende schmerzhafte Muskelverspannungen im Nackenbereich bis in die Rückenmuskulatur bemerkbar machen.

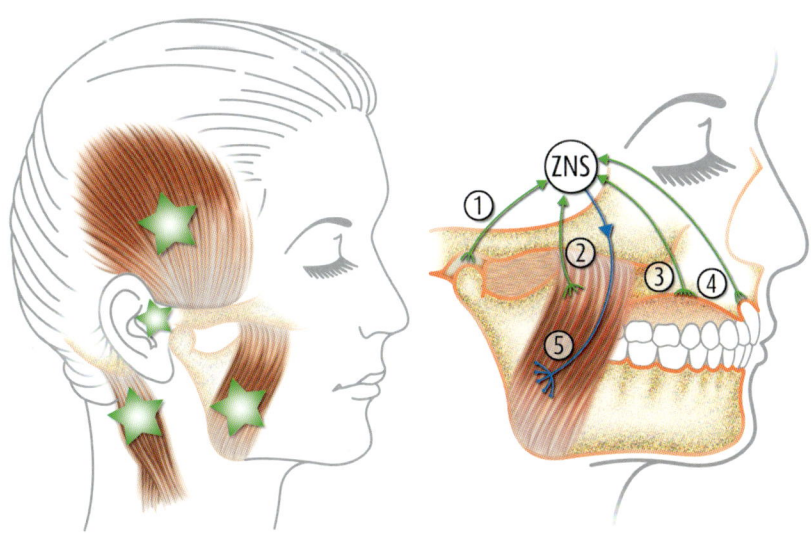

Derartige Beschwerden führen nicht nur zu Einschlaf- und Durchschlafstörungen, sondern können darüber hinaus auch am Tage Schmerzen bereiten.

Beim nächtlichen Bruxieren entsteht eine bis zu zehnfache Überbelastung der Kaumuskulatur. Dadurch kommt es bei den hier eingezeichneten Bereichen zu Spannungsschmerzen, die zum zentralen Nervensystem weitergeleitet werden. Weitere Ursachen der Muskel- und Gelenkschmerzen sind Fehlkontakte der Zähne mit dem Gegenkiefer oder Fehlstellungen der Kiefer zueinander, die durch klinische und instrumentelle Funktionsanalysen exakt diagnostiziert werden müssen, um eine gezielte Therapie zu planen.

Zahnärztliche Diagnostik

Muskelschmerzen der Muskelgruppen, die den Unterkiefer bewegen und Beschwerden, die durch Verlagerung der Kiefergelenkscheiben oder Abnützung der Kiefergelenke (Arthrose) entstehen, werden unter dem Sammelbegriff „Craniomandibuläre Dysfunktion" (CMD) zusammengefasst.

Durch klinische manuelle Untersuchungen, d. h. durch Abtasten und ohne apparative Hilfsmittel, wird zunächst die Schmerzempfindlichkeit der Muskeln und Sehnen überprüft sowie auf Kiefergelenk-Geräusche geachtet.

Der zweite Schritt der systematischen Diagnostik ist die „instrumentelle Funktionsanalyse": Dabei wird die Lage der Kiefer im Schädel und die Lage der Zähne zueinander in Funktion (beim

Öffnen und Schließen des Mundes) sowie bei Seitwärtsbewegungen des Unterkiefers (Kaubewegungen) untersucht.

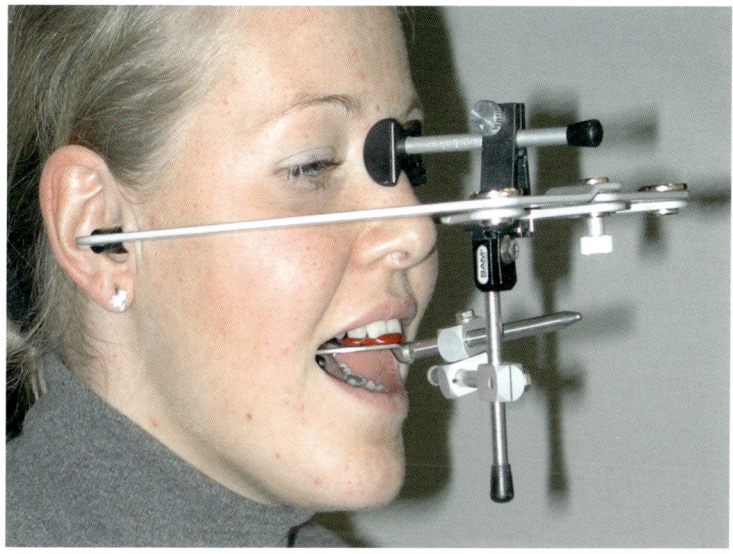

Sind Fehlfunktionen die Ursache von Muskelschmerzen, muss die Wirkung der Kaubewegungen auf die Zähne exakt ermittelt werden. Diese Analyse erfolgt mit Hilfe eines Kausimulators (Artikulator) und den Kiefermodellen des Patienten, die schädel- und zahnbezogen mit einem speziellen Messgerät im Kausimulator eingestellt werden.

Zahnärztliche Therapie

Aus zahnmedizinischer Sicht ist bei Bruxismus auch ein Schutz des Zahnschmelzes bzw. für Kronen oder Brücken aus Keramik erforderlich. Denn dieser festsitzende Zahnersatz kann durch nächtliches Zähneknirschen beschädigt werden.

Während bei starken Kiefergelenkbeschwerden und Kaumuskelschmerzen eine medikamentöse Therapie nur für kurze Dauer angebracht ist, sind – nach der beschriebenen instrumentellen Funktionsanalyse – so genannte Knirscherschienen das Mittel der Wahl. Diese Aufbissbehelfe eignen sich für eine längerfristige Therapie.

Sie verhindern weitere bereits durch das Bruxieren entstandene Zahnschäden wie z. B. abgeschliffene Spitzen der Eckzähne und Höckerspitzen der Backenzähne.

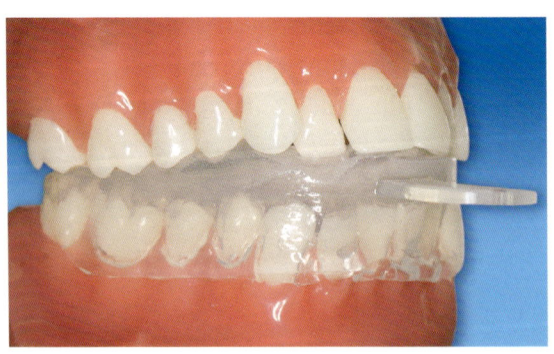

Die allergiefreien und nur ca. 1 mm dünnen Kunststoffschienen werden nach der Kieferabformung individuell für einen Kiefer angefertigt. Sie sind transparent, kaum sichtbar, stören nicht beim Sprechen und sollten überwiegend nachts, aber auch tagsüber getragen und nur beim Essen herausgenommen werden. Die Schienen entlasten die Kiefergelenke sowie die Kaumuskulatur und verhindern das nächtliche Knirschen.

Weiterführende Maßnahmen bei Bruxismus

Die Bruxismusbehandlung beschränkt sich nicht nur auf die Beseitigung oder Verhinderung des nächtlichen Knirschens.

In vielen Fällen ist das Knirschen nur der Ausdruck einer statischen und dynamischen Okklusionsstörung (Störungen beim Zusammenbeißen oder bei Kaubewegungen). Es kann aber auch die Begleiterscheinung einer Kiefergelenkserkrankung sein. Daher ist die aufwändige Funktionsdiagnostik erforderlich, die allerdings keine vertragszahnärztliche Leistung der gesetzlichen Krankenkassen ist.

Die Schienentherapie ist in erster Linie eine symptomatische Behandlung, die den Patienten möglichst schnell von Schmerzen befreit.

Als Sofortmaßnahme ist auch eine individualisierte Silikonschiene mit Einbiss der Gegenzähne (adjustierter Oberfläche) geeignet. Beim Zähnepressen bewirkt sie kurzfristig eine Druckminderung der Kaumuskulatur (Tonusminderung).

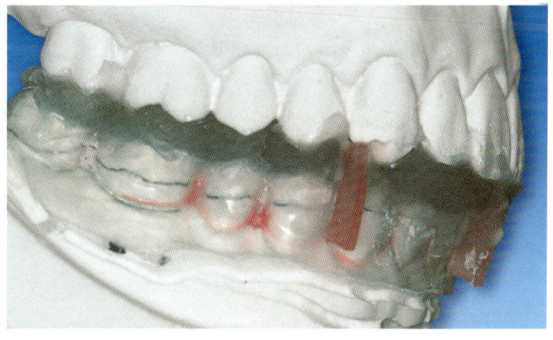

Derartige Okklusionsschienen beeinflussen sowohl die neuro-muskuläre Steuerung als auch die Kiefer-Gelenkfunktionen, schalten okklusale Fehlfunktionen aus und reduzieren dadurch parafunktionelle Aktivitäten wie Kieferpressen und Zähneknirschen.

Alternative Schmerzbehandlungen

Ist das Kiefergelenk durch eine Verlagerung der Knorpelzwischenscheibe in der Gelenkgrube (Diskusverlagerung) betroffen, deutlich hörbar durch so genanntes Gelenkknacken, werden Schienen mit besonders gestalteter Schienenoberfläche (adjustierter Kaufläche) zur Langzeitbehandlung erforderlich.

Patienten mit schmerzhafter Verspannung der Hals- und Rückenmuskulatur kann ebenfalls mit Schienen geholfen werden. Aufgrund der funktionellen Zusammenhänge zwischen Kauorgan und Wirbelsäule ist die Fernwirkung der Schienentherapie erklärbar.

Physikalisch-medizinische Methoden wie Wärme-, Rotlicht- und Ultraschallbehandlungen unterstützen die Behandlung bei akuten Muskel- und Kiefergelenkbeschwerden.

Auch Akupunktur-Anwendungen können helfen, Beschwerden durch gestörte Muskelfunktionen zu verbessern.

Allgemeine zahnärztliche Behandlungen wie die Beseitigung zu hoher Zahnfüllungen, die Verkürzung verlängerter Einzelzähne oder eine kieferorthopädische Behandlung bei Zahnfehlstellungen und Kieferanomalien, die ursächlich für schmerzhafte Kiefergelenkschmerzen sind, können zum Dauererfolg führen und zum erholsamen Schlaf beitragen.

Das Beschleifen der Zähne, um Frühkontakte zu beseitigen, ist nicht mehr rückgängig zu machen (irreversibel) und wird daher nur nach eindeutiger Indikation durch die instrumentelle Funktionsanalyse vorgenommen.

Die Beseitigung von schlafstörenden Schmerzen ist eine interdisziplinäre Aufgabe aller Mediziner.

Nächtliche Bein- und Wadenkrämpfe

Zu „schlafbezogenen Bewegungsstörungen" zählen spontane Muskelkrämpfe (Muskelkontraktionen) der Waden, Fuß- und Beinmuskulatur. Sie unterbrechen den erholsamen Schlaf, treten überwiegend in den frühen Morgenstunden auf und halten wenige Sekunden bis zu einigen Minuten an. Der Schlaf wird dadurch unterbrochen und das Wiedereinschlafen verzögert sich.

Spontan betroffen sind nachts überwiegend ältere Menschen, während jüngere auch tagsüber oder bei übermäßiger Anstrengung (z. B. beim Sport) und starkem Schwitzen unter Muskelkrämpfen leiden können.

Als Ursachen sind bekannt:
▶ Störungen des Wasser- und Salzgehaltes
▶ Magnesiummangel
▶ ungewöhnliche körperliche Anstrengungen besonders in Kälte
▶ Krampfadern mit Schwellungsneigung der Beine
▶ Diabetes mellitus
▶ Nierenfunktionsstörungen
▶ entwässernde Medikamente

Auch Störungen im Mineralstoffhaushalt, d. h., im Blut fehlen Kalzium und Magnesium, können Muskelkrämpfe verursachen – ganz besonders bei großer anhaltender Hitze und anstrengender körperlicher Aktivität. Vor allem bei älteren Menschen spielen die Störungen im Mineralstoffhaushalt eine spezielle Rolle, da sie oft nur ein geringeres Durstempfinden haben und deshalb zu wenig trinken. Während der Schwangerschaft und Stillzeit besteht ein erhöhter Bedarf an Kalzium und Magnesium. Eine unzureichende Mineralstoffversorgung führt zur verstärkten Krampfneigung.

SCHLAFBEZOGENE BEWEGUNGSSTÖRUNGEN

Hilfe bei Krämpfen

Bei einem akuten Krampf der Waden-, Fuß- oder Beinmuskulatur sollte die verkrampfte Muskulatur sofort gedehnt werden. Nachts steht man am besten auf und versucht gegenläufige Dehnübungen. Schon mit dem betroffenen Bein kräftig aufzutreten und ein paar Schritte zu gehen, hilft, den schmerzhaften Krampf zu lösen. Halten Verkrampfungen ohne Gegendehnung zu lange an, ist am nächsten Tag mit einem „Muskelkater" zu rechnen.

Bei häufigen Waden- oder Beinkrämpfen ist eine vorbeugende Gymnastik zu empfehlen:
- Mit dem Gesicht zur Wand stellen
- mit beiden Händen im Abstand von ca. 1 m abstützen
- abwechselnd das eine und andere Bein belasten, bis ein mäßiges Ziehen in den Waden spürbar wird

Da Kälte das Auftreten von Wadenkrämpfen begünstigt, sollten die Beine nachts gut zugedeckt bleiben.

Vorbeugend sind physiotherapeutische Behandlungen zur Stärkung der Muskulatur sowie Bewegungstherapien zu empfehlen.

Falls Übungen und reichliche Flüssigkeit keinen Erfolg zeigen, kann eine medikamentöse Behandlung versucht werden. Hier bieten sich Magnesium-Brause-Tabletten und krampflösende Mittel wie chininhaltige Getränke (Bitter Lemmon) oder nach ärztlicher Verordnung Tabletten (z. B. LIMPTAR) an. Zeigen auch diese Maßnahmen keine Besserung, ist eine ärztliche Untersuchung erforderlich, um die Ursache festzustellen.

Schlafmedizinische Untersuchungen

Welcher Arzt ist für Schlafstörungen zuständig?
Systematik der Diagnostik bei Schlafstörungen
Aufmerksamkeits-Prüfung
Der Weg ins Schlaflabor
„ApneaLink" – ein Gerät zur Früherkennung

Welcher Arzt ist für Schlafstörungen zuständig?

Die Schlafmedizin ist ein noch junges Fach der Medizin. Sie nimmt durch neuere Erkenntnisse an Bedeutung zu und hat Berührungspunkte mit fast allen anderen Fachrichtungen.
Die Deutsche Gesellschaft für Schlafforschung und Schlafmedizin existiert erst seit 2o Jahren und ist als wissenschaftliche Gesellschaft bemüht, allen schlafmedizinisch interessierten Ärzten Fortbildungen zu diesem Spezialgebiet anzubieten.

Auch die gesetzlichen und privaten Krankenkassen haben die Wichtigkeit der Schlafmedizin erkannt und tragen die Kosten für spezielle Untersuchungen in der Praxis niedergelassener Ärzte sowie im Schlaflabor. Voraussetzung ist allerdings, dass die Ärzte sich schlafmedizinisch fortgebildet haben, was durch Prüfungen zu belegen ist.

Für Hilfe suchende Betroffene mit Schlafstörungen ist es wichtig zu wissen, an welche Ärzte sie sich wenden können. Normalerweise sollte jeder Arzt – gleich welcher Fachrichtung – soviel schlafmedizinische Kenntnisse haben, um zweckmäßige Beratungen oder Überweisungen an Schlafmediziner vornehmen zu können.

Die Verbreitung der Erkenntnisse zur Schlafmedizin werden durch Fortbildungskurse und Qualifikationsnachweise vermittelt, die nur den daran teilnehmenden Ärzten erlaubt, Untersuchungen durch nächtliche Aufzeichnungen (Polygraphie) mit ambulanten Geräten zuhause oder eine umfangreichere apparative Untersuchung (Polysomnographie) stationär im Schlaflabor durchzuführen.

SCHLAFMEDIZINISCHE UNTERSUCHUNGEN

Systematik der Diagnostik bei Schlafstörungen

Die systematische Diagnostik von Schlafstörungen umfasst drei wesentliche Elemente:
- **Anamnese** mit Fragebögen und ggf. Tagebuch zum Schlafverhalten
- **Tagesdiagnostik** mit Fahrsimulator, Schlaftendenz-Test, internistische Funktionsprüfungen
- **Nachtdiagnostik** durch Polygraphie u. Polysomnographie

Das Ziel der **Anamnese** und eines apparativen Screenings ist eine erste Diagnose, um einen raschen Aufschluss über die Erfordernis und Dringlichkeit zu einer weitergehenden polysomnographischen Untersuchung im Schlaflabor zu erhalten.

Dazu dient die deutsche Version des im anglo-amerikanischen Sprachraum bewährten Epworth-Fragebogens. Er eignet sich am

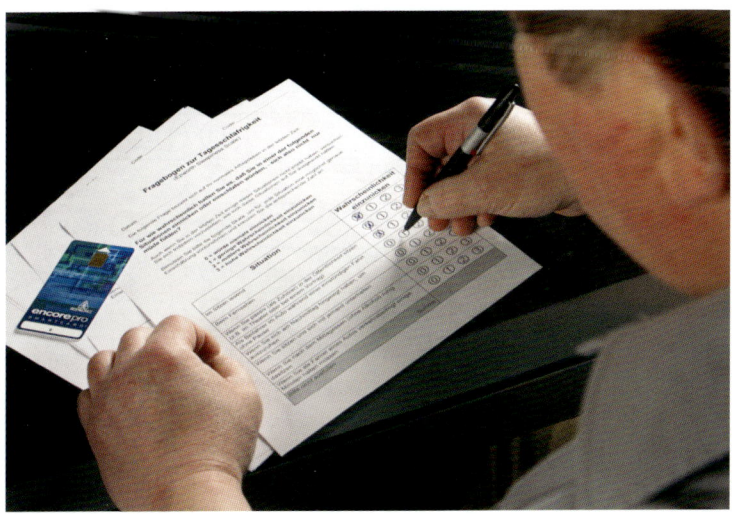

SCHLAFMEDIZINISCHE UNTERSUCHUNGEN

besten für Patienten mit vermehrter Tagesschläfrigkeit und kann so zur Abklärung, ob ein Obstruktives Schlafapnoe Syndrom (OSAS) vorliegt, eingesetzt werden. Patienten mit einem OSAS weisen meistens einen Punktwert von über neun Punkten auf.

Fragebogen zur Tagesschläfrigkeit
(Epworth Sleepiness Scale)

Datum: ....

Die folgende Frage bezieht sich auf Ihr normales Alltagsleben in der letzten Zeit:

Für wie wahrscheinlich halten Sie es, dass Sie in einer der folgenden Situationen einnicken oder einschlafen würden, sich also nicht nur müde fühlen?

Auch wenn Sie in der letzten Zeit einige dieser Situationen nicht erlebt haben, versuchen Sie sich trotzdem vorzustellen, wie sich diese Situationen auf Sie ausgewirkt hätten.

Benutzen Sie bitte die folgende Skala, um für jede Situation eine möglichst genaue Einschätzung vorzunehmen und kreuzen Sie die entsprechende Zahl an:

0 = würde *niemals* einnicken
1 = *geringe* Wahrscheinlichkeit einzunicken
2 = *mittlere* Wahrscheinlichkeit einzunicken
3 = *hohe* Wahrscheinlichkeit einzunicken

Situation	Wahrscheinlichkeit einzunicken
Im Sitzen lesend	0 1 2 3
Beim Fernsehen	0 1 2 3
Wenn Sie passiv (als Zuhörer) in der Öffentlichkeit sitzen (z. B. im Theater oder bei einem Vortrag)	0 1 2 3
Als Beifahrer im Auto während einer einstündigen Fahrt ohne Pause	0 1 2 3
Wenn Sie sich am Nachmittag hingelegt haben, um auszuruhen	0 1 2 3
Wenn Sie sitzen und sich mit jemandem unterhalten	0 1 2 3
Wenn Sie nach dem Mittagessen (ohne Alkohol) ruhig dasitzen	0 1 2 3
Wenn Sie als Fahrer eines Autos verkehrsbedingt einige Minuten halten müssen	0 1 2 3
Bitte nicht ausfüllen Summe	

SCHLAFMEDIZINISCHE UNTERSUCHUNGEN

Die **Tagesdiagnostik** bei Patienten mit Schlaflosigkeit umfasst das Führen von Tagebüchern zum Schlaf-Wach-Verhalten, um Klarheit über die Schläfrigkeit und Ermüdungen über einen längeren Beobachtungszeitraum tagsüber zu erlangen. Hieraus können unter Umständen unmittelbar therapeutisch wirksame Verhaltensregeln abgeleitet werden, um Schlafstörungen – auch ohne Medikamente – zu beheben.

Schlafprotokoll von Herrn/Frau: _____ Woche vom _____ bis _____

ABENDPROTOKOLL (vor dem Lichtlöschen)	Beispiel	MO	DI	MI	DO	FR	SA	SO
1. Wie ist Ihre Stimmung jetzt? (1: sehr gut … 6: sehr schlecht)	3							
2. Wie leicht/schwer fiel es Ihnen heute, Leistungen (Beruf, Freizeit, Haushalt) zu erbringen? (1: sehr leicht … 6: sehr schwer)	3							
3. Haben Sie heute tagsüber geschlafen? Falls ja, geben Sie an, wann und wie lange insgesamt:	14:00 30 Min							
4. Haben Sie in den letzten 4 Stunden Alkohol zu sich genommen? Falls ja, was und wieviel?	3 Glas Wein							
5. Wie frisch/müde fühlen Sie sich jetzt? (1: sehr frisch … 6: sehr müde)	3							
6. Wann sind Sie zu Bett gegangen?	22:30							
MORGENPROTOKOLL (nach dem Aufstehen)	Beispiel	MO	DI	MI	DO	FR	SA	SO
7. Wie frisch/müde fühlen Sie sich jetzt? (1: sehr frisch … 6: sehr müde)	3							
8. Wie ist Ihre Stimmung jetzt? (1: sehr gut … 6: sehr schlecht)	3							
9. Wann haben Sie gestern das Licht ausgemacht?	23:00							
10. Wie lange hat es nach dem Lichtlöschen gedauert, bis Sie eingeschlafen sind? (min)	40							
11. Waren Sie nachts wach? Wie oft?	2x							
Wie lange insgesamt? (min.)	30							
12. Wann sind Sie endgültig aufgewacht?	6:30							
13. Wie lange haben Sie insgesamt geschlafen? (Angaben in Stunden:Minuten)	6:40							
14. Wann sind Sie endgültig aufgestanden?	7:00							
15. Haben Sie seit gestern Abend Medikamente zum Schlafen genommen? (Präparat, Dosis, Uhrzeit)	½ Zolpidem 22:30							

SCHLAFMEDIZINISCHE UNTERSUCHUNGEN

Aufmerksamkeits-Prüfung

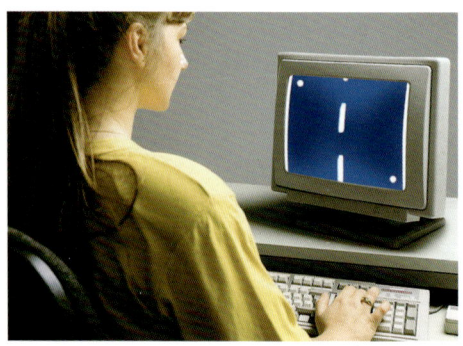

Monitor-Autobahn

Die meist unzureichende Selbsteinschätzung der Tagesschläfrigkeit kann bei Vigilanzuntersuchungen durch Aufmerksamkeitsprüfungen objektiviert werden.

Als Beispiel dient eine eintönige Fahrt auf der Autobahn: Innerhalb von 30 Minuten wird in einem abgedunkelten Raum die wiederkehrende Straßenmarkierung mit plötzlich aufleuchtenden Punkten sichtbar. Per Knopfdruck werden die erkannten Punkte gezählt.

Menschen mit einer Schlafapnoe und Tagesschläfrigkeit zählen meist nur 50 bis 60 der insgesamt 100 aufleuchtenden Punkte. Das bedeutet ein erhebliches Aufmerksamkeits-Defizit, mit dem kein Fahrzeug – ohne nachweisliche Behandlung – geführt werden darf.

Das Ausmaß der Tagesschläfrigkeit kann auch mit einer „Pupillographie" festgestellt werden. Diese Untersuchung der Pupillen mit speziellen Geräten nimmt nur wenige Minuten in Anspruch.

Die **Nachtdiagnostik** (Polygraphie) gibt dann endgültig Auskunft, ob eine weitere Untersuchung im Schlaflabor erforderlich ist.

Der Weg ins Schlaflabor

Erst nach Feststellung einer erheblichen schlafbezogenen Atmungsstörung kann der betroffene Patient in ein Schlaflabor zur weitergehenden Diagnostik und Behandlung überwiesen werden.

Werden beim Schnarchen häufiger Atemaussetzer durch den Schlafpartner bemerkt oder klagt der Schnarcher selbst über Tagesmüdigkeit und allgemeine Abgespanntheit, so sollte der **Hausarzt** aufgesucht werden, um ihm die Beschwerde zu schildern. Bei begründetem Verdacht erfolgt eine Überweisung an einen **schlafmedizinisch fortgebildeten Facharzt**, soweit der betreffende Patient gesetzlich versichert ist.

Zur Abklärung einer „Verdachtsdiagnose" einer schlafbezogenen Atemstörung ist das „harmlose Schnarchen" gegenüber einer ernsthafteren schlafbezogenen Atmungsstörung abzugrenzen. Hierzu sind die Fragebögen (s. Seite 100/101) oder ein „Schlaftagebuch" hilfreich, die eine Ergänzung zur mündlichen Anamnese darstellen. Diesbezügliche Kontrollblätter werden dem Patienten mit nach Hause gegeben. Darin trägt er jeden Abend und jeden Morgen seine Zubettgeh- und Aufstehzeit, die geschätzte Einschlafdauer, Aufwachhäufigkeit, nächtliche Wachdauer sowie Gesamtschlafdauer ein.

Zusätzlich können die eigene Bewertung der Tagesbefindlichkeit und Leistungsfähigkeit, die Mittagsschlafzeit und der Alkoholkonsum am Abend mit erfasst werden.

Diese Protokollierung verschafft dem Arzt einen besseren Einblick in den möglichen Krankheitszustand des Patienten.

Der Patient selbst wird sich durch die regelmäßigen Angaben seiner Schlafstörung bewusst und dadurch für eine eventuell notwendige Behandlung motiviert.

SCHLAFMEDIZINISCHE UNTERSUCHUNGEN

„ApneaLink"
– ein Gerät zur Früherkennung

Lautes Schnarchen mit zeitweiligem Atemstillstand müsste eigentlich einem Schlafpartner auffallen. Trotzdem sind nur ca. 5 % der Betroffenen mit einer krankhaften Schlafapnoe in Behandlung. Um Folgeerkrankungen zu vermeiden, ist es umso wichtiger, dass Schlafstörungen frühzeitig erkannt werden.

Bereits der Hausarzt, HNO-Arzt oder Internist kann mit einem kleinen Screening-Gerät – wie dem ApneaLink der Fa. Resmed (s. Abbildung) – eine erste Diagnose stellen und die Risikoabschätzung einer schlafbezogenen Atmungsstörung vornehmen.

Nach der Erklärung der Aufgabe des Gerätes und dessen Handhabung nimmt der Patient es mit nach Hause. Es ist nicht viel größer als ein Handy und wird an einem Brusthaltegurt vor dem Schlafengehen befestigt.

Kleine Sensoren am Nasenausgang und am Mund registrieren die Atemströmungen oder die Unterbrechung der Atmung und erkennen gleichzeitig durch die „Nasenbrille" (einem dünnen Silikonschlauch) das Schnarchen.

Durch einen Fingersensor – am Zeigefinger befestigt – wird der Puls und die Sauerstoffsättigung gemessen, um den Schweregrad der schlafbezogenen Atmungsstörung festzustellen.

Diese Untersuchung ist sinnvoll, aber keine Kassenleistung.

SCHLAFMEDIZINISCHE UNTERSUCHUNGEN

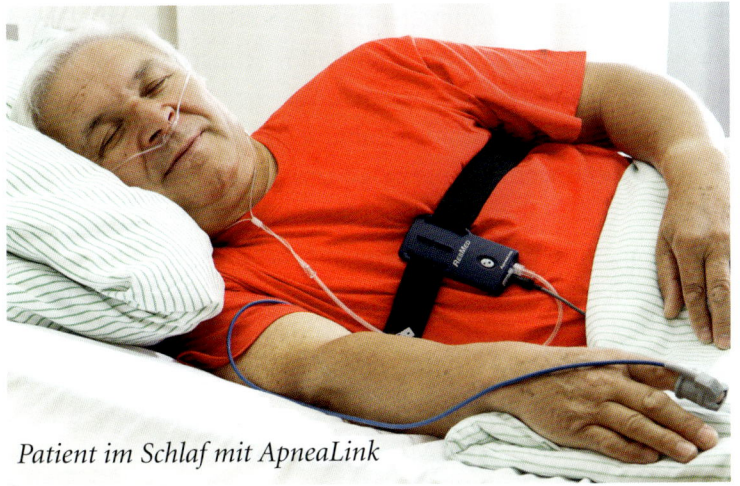

Patient im Schlaf mit ApneaLink

Ein elektronischer Speicher zeichnet nachts die Messwerte auf, die am anderen Morgen in der Praxis des Arztes durch einen Rechner ausgelesen und am Bildschirm sichtbar gemacht werden. Eine für den Patienten verständliche Grafik des „Risikoindikators" (s. Abbildung unten) verdeutlicht das mögliche Risiko einer vorliegenden krankhaften (pathologischen) Atmungsstörung. Die Auswertung der nachts aufgezeichneten Daten entscheidet u. a., ob eine weitergehende Untersuchung durch einen Schlafmediziner erforderlich ist.

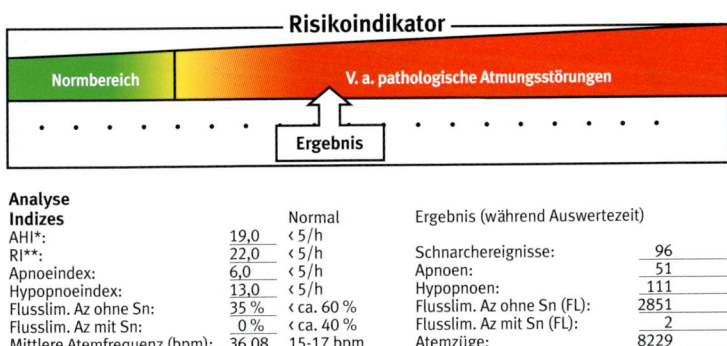

Analyse

Indizes		Normal		Ergebnis (während Auswertezeit)	
AHI*:	19,0	‹ 5/h			
RI**:	22,0	‹ 5/h		Schnarchereignisse:	96
Apnoeindex:	6,0	‹ 5/h		Apnoen:	51
Hypopnoeindex:	13,0	‹ 5/h		Hypopnoen:	111
Flusslim. Az ohne Sn:	35 %	‹ ca. 60 %		Flusslim. Az ohne Sn (FL):	2851
Flusslim. Az mit Sn:	0 %	‹ ca. 40 %		Flusslim. Az mit Sn (FL):	2
Mittlere Atemfrequenz (bpm):	36,08	15-17 bpm		Atemzüge:	8229

SCHLAFMEDIZINISCHE UNTERSUCHUNGEN

Sollte durch diese Voruntersuchung (Screening) durch einen niedergelassenen Arzt **kein** krankhaftes Schnarchen mit Atemaussetzungen festgestellt werden, ist die Anwendung einer „Schnarchschiene" durch den Zahnmediziner ohne weitergehende Untersuchungen bedenkenlos anzuwenden.

Besteht aber der Verdacht auf eine mögliche Schlafapnoe, ist eine weitere nächtliche Untersuchung (Polygraphie) – ebenfalls mit einem mobilen Gerät zu Hause – zur umfangreicheren Diagnostik durch einen Somnologen (Schlafmediziner) notwendig, um über eine angemessene Therapie mit Protrusionsschienen oder einer CPAP-Therapie mit Maske im Schlaflabor zu entscheiden. Sie dient auch der Dringlichkeit der weitergehenden Untersuchungen im Schlaflabor, dessen Plätze begrenzt sind und oftmals Wartezeiten über mehrere Wochen nicht ausschließen.

Im Gegensatz zur ApneaLink-Voruntersuchung ist die Polygraphie eine Kassenleistung.

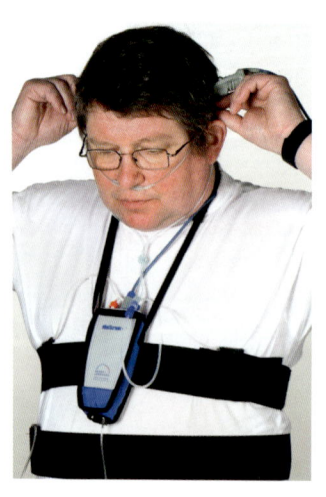

Diese weitergehende nächtliche Untersuchung kann ebenfalls zu Hause ohne ärztliche Aufsicht, mit einem kompakten Polygraphiesystem – hier mit einem MiniScreen-Gerät (Fa. Heinen + Löwenstein) – erfolgen. Der Patient legt sich die Sensoren selbst an.

Es erfasst im Schlaf Atemfluss und Atempausen, Sauerstoffsättigung im Blut, Anzahl der Herzschläge pro Minute (Herzfrequenz), Schnarchgeräusche, Atembewegungen, Körperlage und Beatmungsdruck.

SCHLAFMEDIZINISCHE UNTERSUCHUNGEN

Wird dadurch der Verdacht auf eine schlafbezogene Atemstörung (SBAS) erhärtet, erfolgt eine abschließende Abklärung im Schlaflabor.

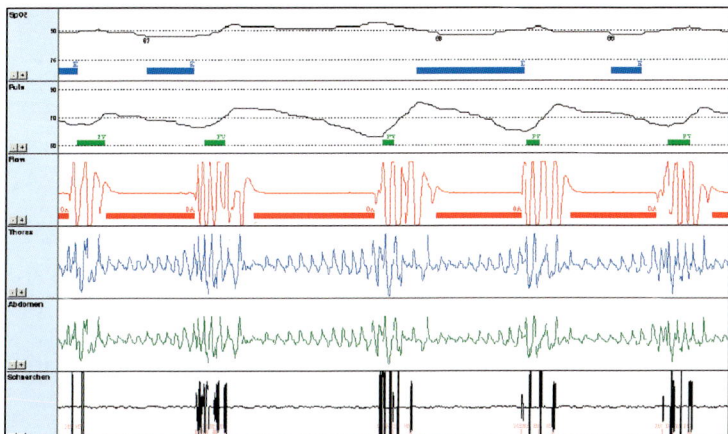

Der 5-Minuten-Ausschnitt aus einer Polygraphie mit einem MiniScreen-System zeigt u. a. langandauernde obstruktive Apnoen (Atemstillstände), deren Zeitverlauf durch rot dargestellte Balken erkennbar sind. Gleichzeitig sieht man in den beiden oberen Ausschnitten blaue und grüne Balken, die fortlaufende Atembewegungen durch Brust- und Bauchmuskulatur zeigen, ohne dass Luft durch den zeitweiligen Verschluss eingeatmet werden kann. Der dadurch entstehende Unterdruck im Brustkorb führt zur Belastung des Herzens mit entsprechenden Folgeerkrankungen.

டு
Der Weg ins Schlaflabor

Stufendiagnostik – vor Einweisung ins Schlaflabor
Einweisung und Untersuchung im Schlaflabor
Das Schlaflabor
Vorbereitung zur Polysomnographie
Polysomnographie im Schlaflabor
Aufzeichnung der Biosignale
Das Diagnostikzentrum im Schlaflabor
Klinische Voruntersuchungen
Das Schlafapnoe-Syndrom
Therapie der Schlafapnoe

Stufendiagnostik – vor Einweisung ins Schlaflabor

In Deutschland leiden vermutlich ca. 4 Millionen Menschen unter schlafbezogenen Atmungsstörungen, die von den Betroffenen meistens nicht erkannt werden. Dabei sind die Übergänge des harmlosen Schnarchens zur krankhaften Schlafapnoe fließend und bedürfen diagnostischer Klärung.

Die Diagnostik schlafbezogener Atmungsstörungen basiert auf einem seit Jahrzehnten bewährten Vorgehen in verschiedenen Stufen. Zu Beginn der Diagnostik (Stufe 1) steht immer das ausführliche ärztliche Gespräch – die Anamnese zur Erfassung der Beschwerden. Der nächste Schritt ist die Erfassung des körperlichen Untersuchungsbefundes (Stufe 2). Ergibt sich aufgrund dieser diagnostischen Maßnahmen ein deutlicher Verdacht auf schlafbezogene Atmungsstörungen, so sollte im nächsten Schritt eine nächtliche Aufzeichnung der Atmung im häuslichen Umfeld des Patienten durchgeführt werden (Stufe 3). Von diesem Befund ist es abhängig, ob eine weitere spezielle Untersuchung in einem Schlaflabor (Stufe 4) zur weiteren Diagnostik oder zur Einleitung von Behandlungsmaßnahmen erforderlich ist.

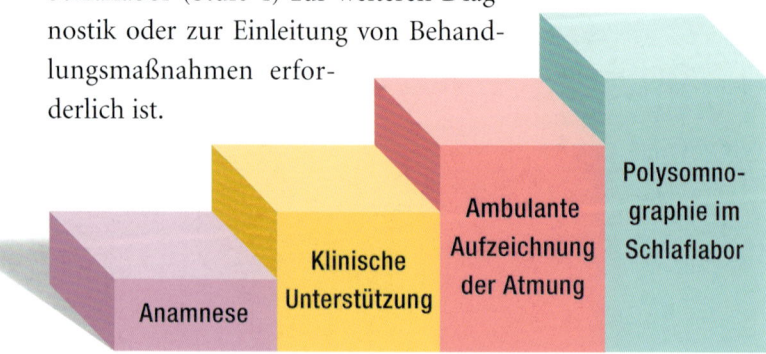

Stufendiagnostik bei schlafbezogenen Atmungsstörungen

Einweisung und Untersuchung im Schlaflabor

Versicherte der gesetzlichen Krankenkassen müssen den gerade beschriebenen Weg zur Einweisung in ein Schlaflabor gehen. Bei entsprechenden Voruntersuchungen wird zunächst festgestellt, ob eine aufwändige Polysomnographie erforderlich ist. In der Regel müssen die Untersuchungen in zwei bis drei aufeinanderfolgenden Nächten durchgeführt werden. Privatversicherte Patienten haben es leichter: Sie können sich nicht nur direkt an ein Schlaflabor wenden, sondern auch eine vollstationäre Betreuung in Anspruch nehmen.

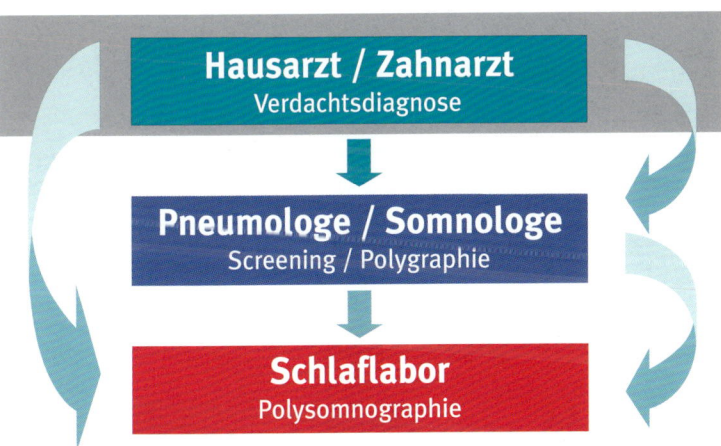

Ausschließlich für die Schlafmedizin qualifizierte Ärzte dürfen in diesem Gebiet tätig sein und Patienten in ein Schlaflabor überweisen.

Um die Erlaubnis zur Anwendung und Abrechnung von schlafmedizinischen Leistungen wie z. B. Voruntersuchungen oder

Polygraphie zu erhalten, müssen sich Ärzte bereits über hundert Stunden fortbilden lassen und eine Prüfung ablegen. Weitaus aufwändiger sind die Voraussetzungen zur Erlangung des Qualifikationsnachweises „Somnologie" oder „Schlafmediziner": Dafür ist mindestens eine dreijährige klinische Tätigkeit erforderlich, der sich in der Regel eine zweijährige Fortbildungszeit in einem dafür zugelassenen Schlaflabor anschließt.

Das Schlaflabor

In einem Schlaflabor werden während der ganzen Nacht bestimmte Körperfunktionen eines Patienten wie Hirnströme, Augenbewegungen, Atmung, Muskelspannungen oder die Sauerstoffsättigung des Blutes gemessen und aufgezeichnet. Schlafverlauf und Schlaftiefe werden ebenso registriert wie die Schlafqualität oder die Bewegungen der Beine. Darüber hinaus rundet ein Elektrokardiogramm (EKG) die Untersuchungen ab.

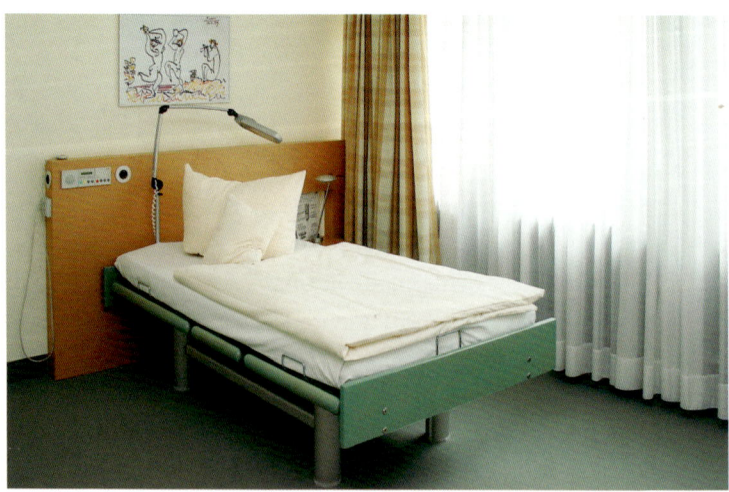

DER WEG INS SCHLAFLABOR

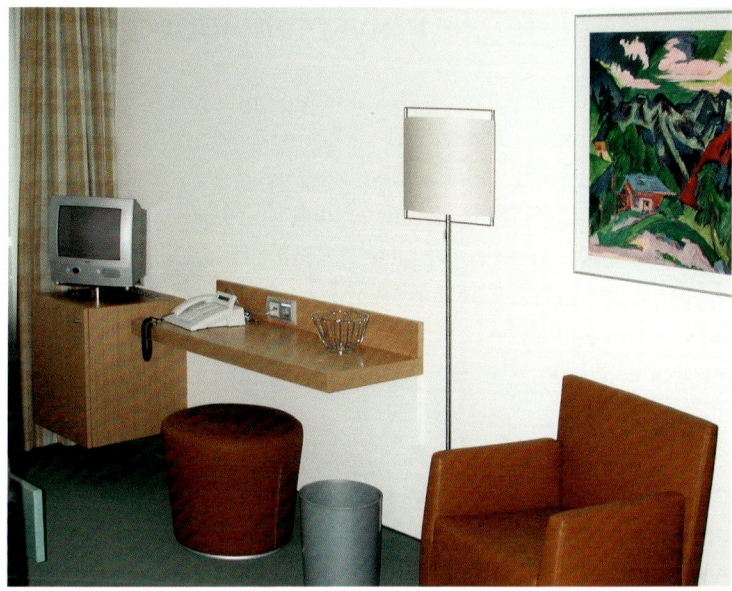

Schlaflabor Haranni Clinic in Herne

Meist gehört ein Schlaflabor zu den Einrichtungen eines Krankenhauses oder einer Klinik. Damit der Patient wie gewohnt schlafen kann, sollte der Raum im Schlaflabor nach Möglichkeit die häusliche Atmosphäre wiedergeben und nicht den Eindruck eines Krankenzimmers vermitteln.

Für die nächtliche Diagnostik (Polysomnographie) stehen in der Regel Einzelzimmer zur Verfügung, die mit den notwendigen Messgeräten und einer Infrarotkamera ausgestattet sind. Bei den nächtlichen Untersuchungen wird festgestellt, ob organische Störungen vorliegen, wie z. B. Atmungsstörungen im Schlaf, die durch eine Tagesuntersuchung nicht erfasst werden können. Gleichzeitig werden Schlafdauer und Schlaftiefe analysiert, um das Ausmaß der Schlafstörung abzuklären.

Vorbereitung zur Polysomnographie

Um die verschiedenen Muskelaktivitäten und Biosignale während des Schlafes messen (ableiten) zu können, werden ca. 14 kleine und hautverträgliche Elektroden bzw. Sensoren vornehmlich im Kopf- und Gesichtsbereich, aber auch am Körper und an den Beinen des Patienten angebracht. Damit sich die Elektroden am nächsten Morgen leicht vom Körper – und besonders von der behaarten Kopfhaut – abnehmen lassen, wird zu ihrer Befestigung eine leitfähige und wasserlösliche Paste verwendet.

Die Atembewegungen der Bauch- und Brustmuskulatur werden jeweils über einen Gurt gemessen. Sie sind ebenfalls mit Sensoren bestückt und reagieren auf Spannungsänderungen beim Ein- und Ausatmen. Ein weiterer Sensor registriert die Körperlage (linke oder rechte Seite, Rücken- oder Bauchlage).

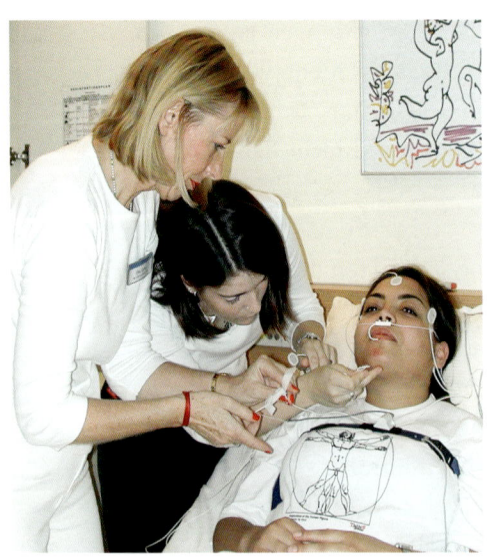

Erstaunlicherweise können die Patienten trotz der Verkabelung gut schlafen und fühlen sich kaum gestört, da sie sich damit im Bett normal drehen und bewegen können.

Patientin wird verkabelt

Polysomnographie im Schlaflabor

Polysomnographie oder Schlafpolygrapie ist in der Stufendiagnostik des Schlaflabors der letzte und wichtigste Abschnitt. Mit diesem ausgesprochen aufwändigen System werden die Biosignale im Schlaf elektronisch erfasst und gespeichert, um daraus eine schlafmedizinische Diagnose zu erstellen.

Die erfassten Daten werden nicht nur gespeichert, sondern gleichzeitig auch live in verschiedenen Ebenen graphisch auf einem Computerbildschirm angezeigt (Abb. S. 117). Beides wird im Zusammenhang am nächsten Tag vom Schlafmediziner zur Diagnose herangezogen.

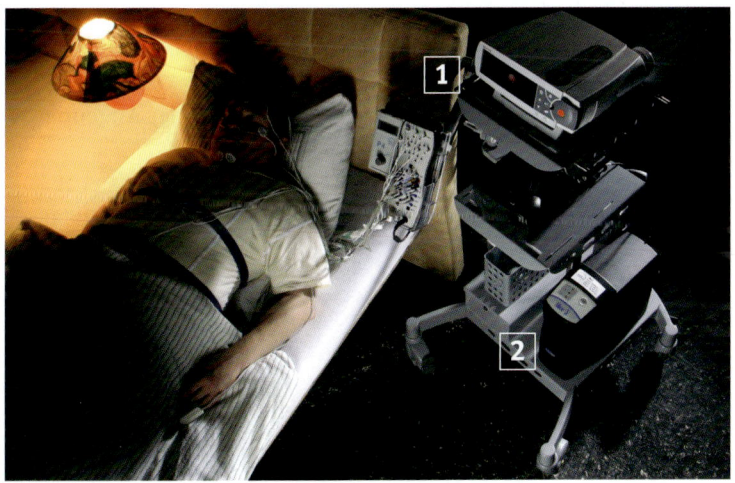

Headbox (1) und Basisstation (2)

Die vom Patienten über die angebrachten Sensoren abgenommenen Signale werden durch die Sensorenkabel an eine so genannte „Headbox" (1) am Kopfende des Schläfers gesendet, digitalisiert und an die Basisstation (2) weitergeleitet, dort auf einer Festplatte gespeichert oder an einen PC weitergegeben.

Das hier beispielhaft abgebildete Alice 5 Polysomnographie-System der Firma Heinen + Löwenstein speichert auch Videoaufzeichnungen, die besonders bei Bewegungsstörungen im Schlaf hilfreich sind.

Aufzeichnung der Biosignale

Die Polysomnographie registriert gleichzeitig verschiedene Körperfunktionen. Die am Kopf und Körper des Patienten angelegten Sensoren ermöglichen die Beurteilung
- **der Schlafqualität und Schlaftiefe durch**
  - EEG (Elektroenzephalographie = Messung der Gerhinströme)
  - EOG (Elektrookulagraphie = Registrierung der Augenbewegungen)
  - EMG (Elektromyographie = Registrierung von Muskelaktivitäten)
- **der Atmung durch**
  - Atemfluss und Atemgeräusche
  - Atembewegungen von Brust und Bauch
  - Sauerstoffsättigung
- **der Motorik elektronisch und durch Videoaufzeichnung**
  - LEMG (Elektrographie an den Beinen)
  - Körperlage
- **des Kreislaufes durch**
  - EKG (Elektrokardiographie = Aufzeichnung der Herztätigkeit)
  - Herz- oder Pulsfrequenz.

DER WEG INS SCHLAFLABOR

Die Polysomnographie dient auch zur Abgrenzung des Obstruktiven Schlafapnoe-Syndroms von anderen Schlafstörungen. So liegt z. B. beim Zentralen Schlafapnoe-Syndrom kein zeitweiliger Verschluss der oberen Atemwege durch organische Ursachen vor, sondern fällt jegliche Atemanstrengung der Atemmuskulatur aus oder ist stark vermindert. Diese Atmungsstörung steht oft mit anderen Grunderkrankungen wie Herzinsuffizienz oder mit neurologischen Erkrankungen im Zusammenhang.

Die Kosten für die Polysomnographie werden bei Einhaltung bestimmter Qualitätskriterien von den Krankenkassen übernommen.

Das Diagnostikzentrum im Schlaflabor

Unabhängig von der Anzahl der Zimmer mit Messeinrichtungen benötigt die schlafmedizinische Diagnostik einen weiteren zentralen Raum: das Diagnostikzentrum. Hier laufen die erhobenen Daten jedes Patienten ein. Sie sind auf Bildschirmen sichtbar und werden kontrolliert.

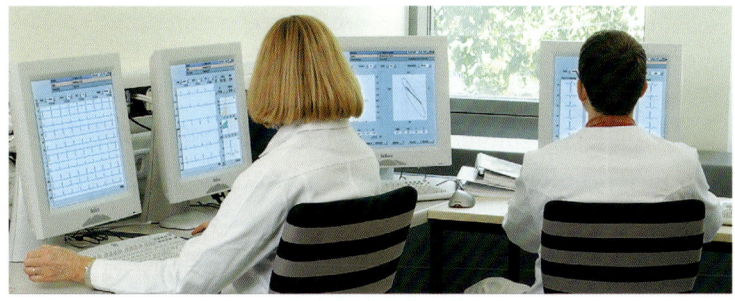

Diagnostikzentrum der Haranni Clinic Herne

Vor Beginn der Messungen, d. h. vor dem Lichtausschalten, erfolgt eine Signalprüfung. Dabei wird der Patient über eine Gegensprechanlage aufgefordert, Schnarchgeräusche zu simulieren, die Augen zu beiden Seiten zu bewegen und Beinbewegungen auszuführen.

Während der ganzen Nacht – in der Regel sieben bis acht Stunden – werden die Messdaten an das Diagnostikzentrum übertragen und die Daten am Bildschirm (Monitor) von qualifiziertem Fachpersonal kontrolliert. Jede Fachkraft überwacht zwei bis drei Monitore. Zusätzlich leistet ein Arzt Dienst, so dass immer auch eine medizinische Notfallversorgung gewährleistet ist.

Die ebenso zeit- wie kostenintensive Auswertung der nächtlichen Untersuchungsdaten erfolgt am nächsten Morgen durch Ärzte und speziell geschulte Mitarbeiter.

Klinische Voruntersuchungen

Die zweite Stufe diagnostischer Maßnahmen sieht die klinische Untersuchung der Patienten vor. Sie hat das Ziel, seine gestörte Tagesbefindlichkeit durch eine individuelle Behandlung zu verbessern.

Liegen zeitnahe Befunde anderer Ärzte vor, können diese in das gesamte Behandlungskonzept einbezogen werden.
   Die internistischen Untersuchungen beziehen sich auf Funktionsstörungen der Schilddrüse, die Schlafstörungen verursachen können. Weiterhin werden Blutzuckerwerte sowie Blutfette und beim Syndrom „unruhige Beine" u. a. der Eisenstoffwechsel un-

tersucht. Die Herzleistung wird im Ruhezustand und unter Belastung geprüft.

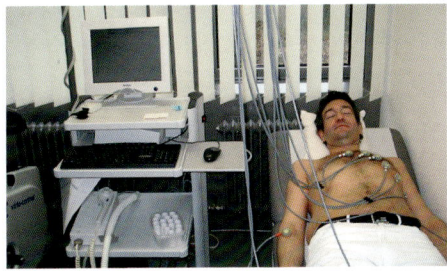
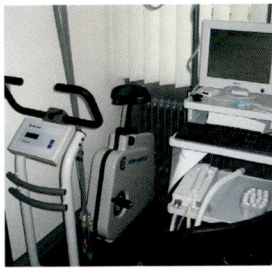

Steht eine Überdruckbehandlung mit einem CPAP-Gerät und einer Atemmaske an, sind eine **Ultraschalluntersuchung** (Kardiographie des Herzens) sowie eine Lungenfunktionsprüfung notwendig.

Die nasale Überdruckbehandlung (nCPAP-Therapie) erfordert als Standardtherapie bei obstruktiver Schlafapnoe eine störungsfreie Luftdurchgängigkeit der Nase, so dass eine Untersuchung beim Hals-Nasen-Ohren-Arzt sinnvoll ist. Dabei lassen sich auch eventuell vorhandene, anatomisch bedingte Engstellen in den oberen Atemwegen feststellen.

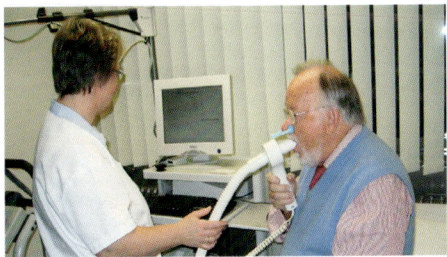

Pulmologischer Test

Das Schlafapnoe-Syndrom

Als Schlafapnoe wird ein Atemstillstand im Schlaf von mindestens 10 Sekunden Dauer verstanden und gleichzeitig eine Sauerstoffentsättigung des Blutes festgestellt.

Bei der **Schlafhypopnoe** wird eine Änderung der Atemleistung mit ebenfalls mangelnder Sauerstoffsättigung und Weckreaktionen festgestellt. Beide Möglichkeiten können auch gemischt auftreten, was die Polysomnographie aufdecken kann.

In beiden Fällen lösen die Atemanstrengungen von Brustkorb und Zwerchfell – ohne dass Luft ein- oder ausgeatmet wird – Weckreaktionen aus, die den Patienten vor dem Ersticken bewahren. Durch das kurzzeitige Aufwachen nimmt die Spannung der Rachenmuskulatur wieder zu und es strömt explosionsartig Luft in die Lunge.

Dieser Vorgang wiederholt sich hundertmal und mehr in der Nacht, mit der Folge einer laufenden Schlaffragmentierung (Unterbrechung) und der beschriebenen Tagesschläfrigkeit.

Nur dadurch werden die Tiefschlafphasen häufig nicht mehr erreicht und der REM-Schlaf völlig zerstückelt.

Das Aufwachen (Arousal) kommt dem Schnarcher meistens nicht zu Bewusstsein, führt aber zu den geschilderten Begleiterscheinungen und Gefahren am Tage.

Gleichzeitig wird das Risiko für Herz-Kreislauf-Erkrankungen, Bluthochdruck, Herzinfarkt und Schlaganfall nachweislich erhöht.

Es gibt noch eine andere Form der Schlafapnoe, die zentral vom Gehirn aus gesteuert wird: die „Zentrale Schlafapnoe", die dadurch gekennzeichnet ist, dass die Atemwege geöffnet bleiben, die Muskeln in Brust und Zwerchfell aber nicht aktiv sind, da jeglicher Atemantrieb zentral vom Gehirn aus fehlt. Auch hier kommt es zur Sauerstoffentsättigung mit der Folge, dass – wieder vom Gehirn aus – ein Signal erfolgt, die Atmung wieder aufzunehmen. Die Behandlung dieser selteneren Zentralen Apnoe ist anders als bei der obstruktiven Schlafapnoe.

Hervorgerufen wird die obstruktive Schlafapnoe (Apnoe = Windstille) durch eine teilweise Einengung oder völligen Verschluss des oberen Atemweges. Man muss wissen, dass der mittlere Abschnitt des Pharynx (Rachen) mit Schleimhaut (wie die Mundhöhle) ausgekleidet ist und praktisch nur aus einem elastischen Schlauch mit über 20 Muskelpaaren besteht.

Nach vorne wird der Rachenraum durch den Zungengrund begrenzt, der bei falscher Lage den Atemschlauch einengen oder ganz verschließen kann. Dazu kommt noch das Gaumensegel mit dem Zäpfchen, das ebenfalls von bestimmten Muskeln gehalten oder bewegt wird.

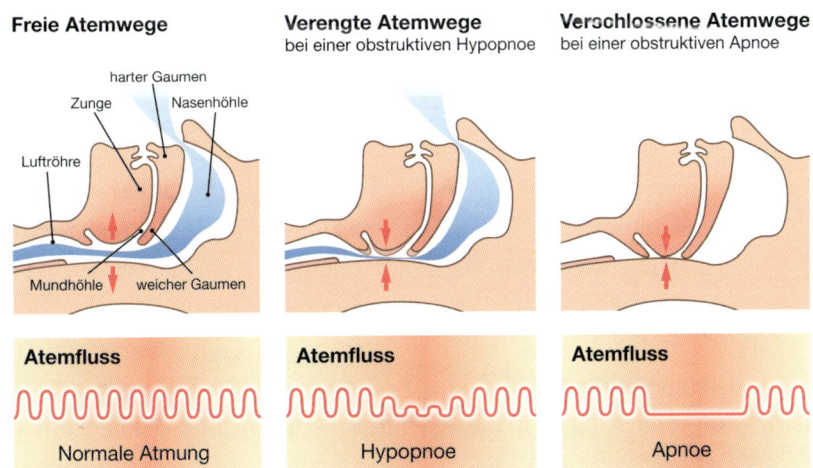

Die Erschlaffung der gesamten Muskulatur im Schlaf – vermehrt mit zunehmendem Alter – führt zur Verengung oder zum zeitweiligen Verschluss des Atemweges: der „Obstruktiven Schlafapnoe".

Ist der Verschluss nicht komplett, jedoch um die Hälfte geschlossen, handelt es sich um eine „Hypopnoe", die ebenfalls zum Absinken des Sauerstoffgehaltes und zum Ansteigen des Kohlendioxydgehaltes führt, was für kurzes Erwachen und Wiederaktivierung der Muskulatur sorgt.

Therapeutisch sind diese Kenntnisse von besonderer Bedeutung für die zu ergreifenden Behandlungsmaßnahmen der Schlafmediziner (CPAP) wie auch für die Konstruktion und Anwendung von Protrusionsschienen der Zahnärzte.

Therapie der Schlafapnoe

Die Ursachen der teilweisen oder totalen Atmungsunterbrechung sind mit „einfachen" Verfahren oder Hilfsmitteln zwar nicht zu beheben, aber die Symptome der obstruktiven Schlafapnoe können behandelt werden.

Diese Therapie wird von allgemeinen Maßnahmen der Schlafhygiene unterstützt. Da sowohl Alkohol als auch Schlaftabletten die Atmungsaktivität herabsetzen, sollten zwei Stunden vor dem Schlafengehen insbesondere auf Alkohol verzichtet und grundsätzlich keine Schlafmittel eingenommen werden.

Übergewichtigen wird die Reduzierung des Körpergewichtes empfohlen, da sich die nächtliche Atmung und Schlafqualität dadurch verbessert und die Tagesschläfrigkeit vermindert wird.

DER WEG INS SCHLAFLABOR

Als „Golden Standard" gilt weltweit die seit ca. drei Jahrzehnten eingeführte und fortentwickelte Überdruck-Beatmung (nCPAP = nasal Continuous Positiv Airway Pressure), deren Wirksamkeit durch viele wissenschaftliche Untersuchungen nachgewiesen wurde.

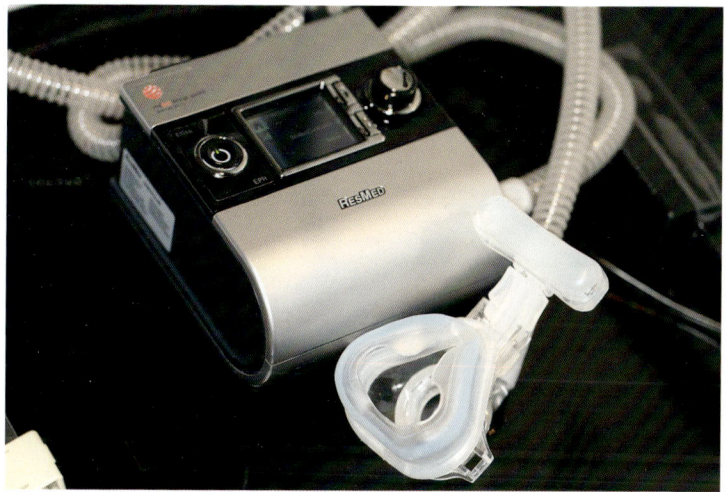

CPAP-Gerät der S9-Serie mit Schlauch und Maske (Fa. ResMed)

Das CPAP-Gerät ist halb so groß wie ein Schuhkarton und besitzt ein leise laufendes Gebläse, das die ganz normale Raumluft des Schlafzimmers ansaugt. Über einen flexiblen Schlauch und eine damit verbundene Nasenatemmaske wird die angesaugte Luft mit leichtem Überdruck in den Atemweg gedrückt, d. h., die Luftröhre wird erweitert und offen gehalten.

Der leichte Überdruck (normal 5 – 7 Millibar) verhindert als „pneumatische Schiene" das Zusammenfallen der Weichteile im oberen Atemweg und dadurch gleichzeitig das Schnarchen.

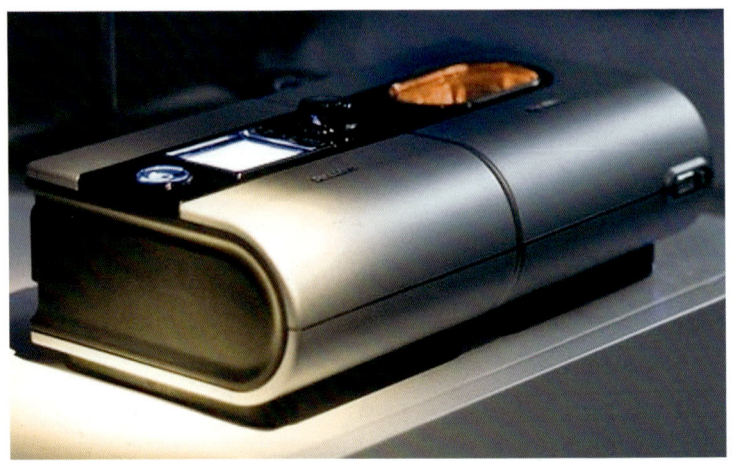

CPAP-Atemtherapiegerät mit Warmluftbefeuchter

Das CPAP-Gerät kann durch einen Warmluftbefeuchter mit einem Wassertank (3/4 Liter) ergänzt werden. Durch die Zuführung von Luftfeuchtigkeit wird die Austrocknung des Mundes und der Nasenschleimhaut verhindert. Die Luftfeuchtigkeit lässt sich durch sechs Stufen regulieren, so dass individuell ein angenehmes Befeuchtungsniveau eingestellt werden kann.

Ein weiterer Komfort ist durch Anbringung eines beheizbaren Atemschlauches möglich. Er hält die Temperatur der erwärmten und befeuchteten Luft konstant und vermeidet bei kühler Schlafzimmertemperatur die Bildung von Kondenswasser im Schlauch.

Da nur zwei Drittel der Patienten ihre nCPAP-Geräte nachts regelmäßig anwenden, bemühen sich die Hersteller, die Überdruckbehandlung (CPAP) so angenehm wie möglich zu gestalten, um einen höheren Nutzungsgrad der Geräte sicherzustellen.

DER WEG INS SCHLAFLABOR

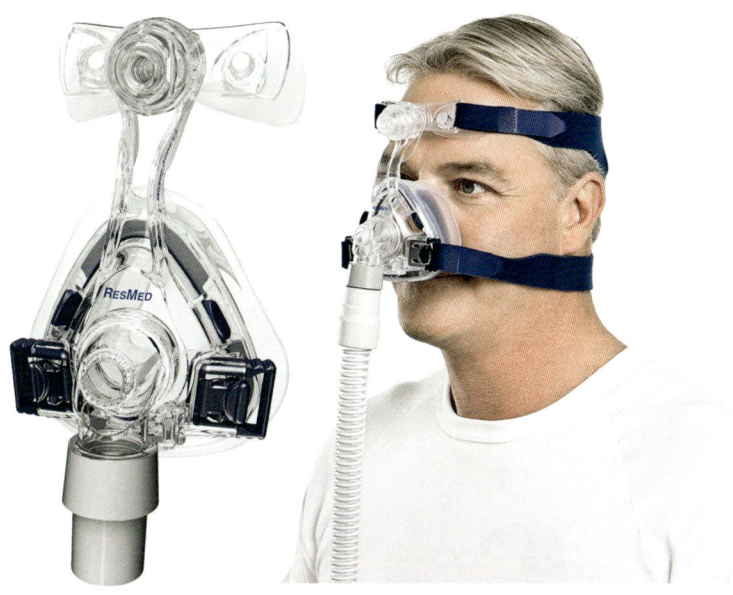

Patient mit angelegter Beatmungsmaske (Fa. ResMed)

Das gilt auch für die unvermeidlichen Beatmungsmasken. Durch Einführung neuer Materialien, wie z. B. thermoplastische Kunststoffe oder Gel-Einlagen, sowie viele unterschiedliche Maskenformen werden die Bedürfnisse des Einzelnen berücksichtigt und die individuelle Herstellung der Masken weitestgehend überflüssig. Im Schlaflabor können unterschiedliche Masken anprobiert und getestet werden.

Die Ergebnisse der Polysomnographie geben den individuell notwendigen Druck der Luftzufuhr vor. Er wird während des Schlafes im Schlaflabor auf die pathologischen Gegebenheiten des Patienten eingestellt, am Bildschirm kontrolliert und gegebenenfalls korrigiert.

Damit die per Überdruck zugeführte Luft nicht dem Ausatmen entgegenwirkt, sind Ventile in das Maskenteil eingearbeitet, die das Ausatmen ohne besondere Atemanstrengung ermöglichen.

Entsprechend der unterschiedlichen Anforderungen gibt es noch weitere Maskentypen:
- Ganzgesichtsmasken überdecken Mund und Nase gleichzeitig. Sie sind erforderlich bei Luftzufuhr durch die Nase und vermeiden, dass die Luft wieder durch den Mund entweicht.
- Masken, die ausschließlich vor den Nasenlöchern liegen.

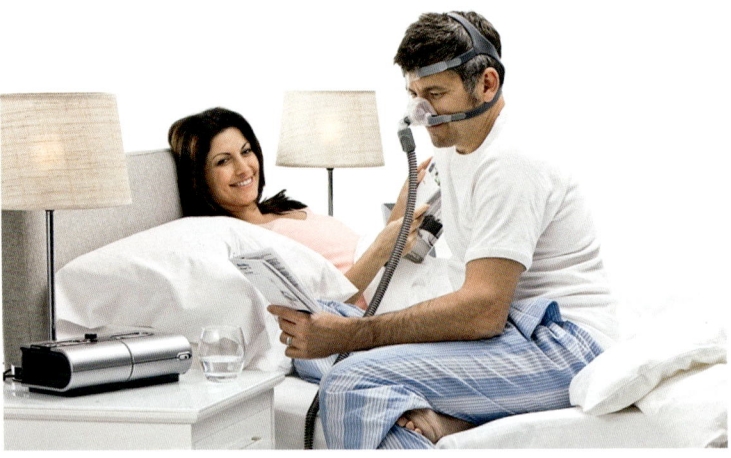

Eingewöhnung und Anleitung zum Tragen der Maske

Viele Patienten können sich nicht vorstellen, zeitlebens mit einer Atemmaske zu schlafen. Diese Hemmschwelle sollte tagsüber durch das stundenweise Tragen der Maske abgebaut werden.

Ein verständnisvoller Schlafpartner wird sich an den ungewohnten Anblick der Maske schnell gewöhnen, denn letztlich stehen Gesundheit und Leistungsfähigkeit des Betroffenen im Vordergrund. Regelmäßiges Tragen der Maske beseitigt die Tagesschläfrigkeit und den Leistungsabfall, was zu einer verbesserten Lebensqualität führt

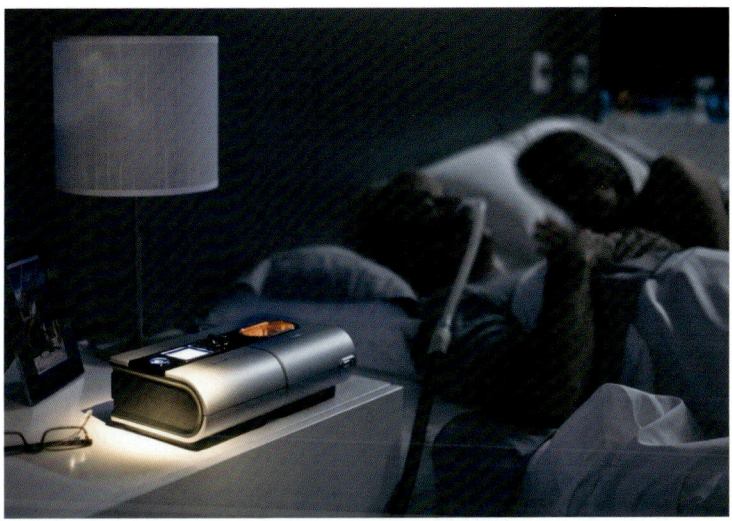

S9-CPAP-Gerät zur nächtlichen Überdruckbeatmung

Die CPAP-Behandlung ist rein symptomatisch, d. h., sie kann die Schlafapnoe nicht heilen, sondern sie wirkt nur so lange, wie die Behandlung andauert – nämlich während der vorausgegangenen Nacht.
Sofort nach dem erholsamen Schlaf ist die Wirkung am nächsten Tag zu spüren: die Tagesschläfrigkeit ist vorbei und die Lebensqualität steigt spürbar. Vorausgesetzt, die Betroffenen nutzen das Gerät absolut regelmäßig zum Schlafen, dann wird auch der Schlafpartner nicht mehr durch lautes Schnarchen gestört.
Die Sorge, dass man mit der Maske und dem Überdruck nicht gut schlafen kann, ist unbegründet. Das Gerät startet mit relativ niedrigem Druck, der automatisch in einer voreingestellten Zeit (10

bis 20 Minuten) allmählich gesteigert wird, bis schließlich der notwendige Druck erreicht ist.

Um die CPAP-Behandlung zu vermeiden, suchen dennoch viele Patienten nach anderen konservativen oder operativen Behandlungsverfahren.

Auch in diesem Zusammenhang nimmt die alternative Behandlungsmethode der Zahnmediziner mit intraoralen Schnarch-Therapie- Geräten an Bedeutung zu, obgleich damit nur mittlere und leichte schlafbezogene Atmungsstörungen mit Aussicht auf Erfolg – und auch nur symptomatisch – behandelt werden können.

Zur Erinnerung abschließend noch einmal zwei wichtige Hinweise:
- Eine unbehandelte Schlafapnoe kann schwerwiegende Folgen wie Bluthochdruck, Herzinfarkt oder Schlaganfall nach sich ziehen.
- Lautes und unregelmäßiges Schnarchen ist oftmals ein Hinweis auf das Vorliegen einer schlafbezogenen Atmungsstörung, die Folgeerkrankungen begünstigt und die Lebenserwartung erheblich verkürzt.

13

Schlafmittel

Schlafmittel – vom Arzt verordnen lassen

Schlafmittel – vom Arzt verordnen lassen

Schlafmittel sind wirksame Medikamente, die den Schlafvorgang fördern und helfen können, Schlafstörungen zu beseitigen. Sie können sich aber auch nachteilig auf den Gesundheitszustand auswirken.

Diese Arzneimittel gibt es als Tabletten und in Saftform. Sie werden entweder synthetisch hergestellt oder enthalten natürliche pflanzliche Wirkstoffe.

Zu den Inhaltsstoffen **pflanzlicher Schlafmittel** auf Baldrianbasis gehören häufig auch Melisse, Johanniskraut und Hopfen, die durch ihre Kombination die Wirkung verstärken. Sie haben geringere Nebenwirkungen, sind gut verträglich und rezeptfrei zu erhalten.

Pflanzliche Schlafmittel wirken beruhigend und eignen sich bei leichten Schlafstörungen, die noch zu keiner Beeinträchtigung der Tagesbefindlichkeit führen.

Synthetisch hergestellte Schlafmittel sollten nur nach Verordnung des Arztes eingenommen werden. Er wird zunächst die Art der Schlafstörung feststellen und sich den notwendigen Überblick über mögliche Allgemein- bzw. Grunderkrankungen verschaffen.

Verschreibungspflichtige Schlafmittel beinhalten unterschiedliche Wirkstoffe. Einige wirken direkt auf das zentrale Nervensystem ein. In der Regel haben sie eine beruhigende, Schlaf fördernde, die Muskeln entspannende und krampflösende Wirkung. Sie

SCHLAFMITTEL

sind mit speziellen Beruhigungsmitteln (z. B. Valium) nicht zu verwechseln.

Schlafmittel bauen sich nur langsam ab, können bis in den nächsten Tag hinein wirken und zu Konzentrationsstörungen sowie – besonders bei älteren Menschen – zu Gangunsicherheiten mit Sturzgefahr führen.

Wichtig zu beachten:
- Bei Einnahme von Schlafmitteln muss auf Alkohol verzichtet werden.
- Wegen der Nebenwirkungen am Tage sollte das Führen von Fahrzeugen unterlassen werden, da die Reaktionszeiten verzögert sind.
- Bei einer Schlafapnoe sollten keine Schlafmittel eingenommen werden.
- Bei verschreibungspflichtigen Schlafmitteln erfolgt eine Dosierungsänderung nur auf Anordnung des Arztes.
- Schlafmittel sollten nur kurzfristig (höchstens vier bis sechs Wochen) eingenommen werden.
- Eine Schlafmitteltherapie sollte nicht schlagartig, sondern stufenweise („ausschleichend") beendet werden.

Schon die vorstehenden allgemeinen Erläuterungen zur Einnahme von Schlafmitteln machen deutlich: Nur ein Arzt kann die unterschiedlich wirkenden Schlafmittel beurteilen sowie ihre Einnahme und die Dosierung individuell verordnen. Deshalb können hier auch keine Empfehlungen für bestimmte Schlafmittel gegeben werden.

SCHLAFMITTEL

Eine Schlafstörung ist medikamentös behandlungsbedürftig, wenn sie sich innerhalb der letzten ein bis zwei Monate mindestens dreimal wöchentlich wiederholt. Ausnahmen können plötzlich und unerwartet auftretende Lebensumstände, wie z. B. ein Todesfall in der Familie, sein.

14

Operative Eingriffe

Resektive Operationen
Nicht-resektive Verfahren
Osteotomie
Tracheotomie

Operative Eingriffe

Zu den häufig angewendeten Operationen zählen
▶ resektive Eingriffe (z. B. Tonsillen- und Polypenentfernung)
▶ nicht resektive Eingriffe (z. B. Weichgaumen-Implantate)
▶ Osteotomien (z. B. operative Vorverlagerung der Kiefer).

Resektive Operationen haben das Ziel, Behinderungen des Atemflusses durch Entfernung oder Verkleinerung von vergrößerten Tonsillen (Mandeln) und Polypen zu beheben. Dieser Eingriff hilft spontan bei Schlafapnoe-Kindern.

Um bei Erwachsenen die freie Atmung zu gewährleisten, ist die Entfernung wuchernder lymphatischer Gewebe im Rachen und Nasenraum indiziert oder – bei einer Verkrümmung der Nasenscheidewand – erforderlich. Mit Lasertechnik können auch Teile des Gaumenzäpfchens und des weichen Gaumens entfernt werden, was jedoch Nebenwirkungen beim Sprechen oder beim Schlucken der Nahrung nicht ausschließt.

Hilfreich sind diese operativen Eingriffe, um das Schnarchen zu beheben, weniger um die Schlafapnoe dauerhaft und nachhaltig zu beeinflussen. Im Zusammenhang mit einer CPAP-Behandlung helfen diese Eingriffe, die Durchgängigkeit des Atemflusses zu verbessern.

Die genaue Lokalisation und Ursache der Engstellen des oberen Atemweges wird im künstlichen Schlaf durch Propofol-Narkose mit „Somnoendoskopie" vorgenommen, d.h. mit einer kleinen Kamera, die an einem dünnen flexiblen Schlauch befestigt ist. Damit wird der Rachenbereich und die obere Luftröhre video-

OPERATIVE EINGRIFFE

grafiert, um die richtige Therapie gegen die Atemwegseinengungen zu finden: operativer Eingriff oder Vorverlagerung des Unterkiefers mit einer Protrusionsschiene.

Nicht-resektive Verfahren (keine Gewebeentfernung) können mit Thermonekrose (Hitzezerstörung) durch Hochfrequenzstrom unter örtlicher Beträubung oder Kurznarkose erfolgen: eine durch Strom erhitzte Sonde führt innerhalb des überschüssigen Gewebes der Rachenwände oder des Zungengrundes, das für das Schnarchen verantwortlich ist, zu einer Einschmelzung und Vernarbung mit dem Erfolg, dass ein geräuscharmes Atmen möglich wird.

Diese unblutigen Eingriffe verhindern das Schnarchen und sind auch bei leichter Schlafapnoe anwendbar.

Weich-Implantate, die in den muskelgeschwächten weichen Gaumen eingebracht werden, können das Schnarchen ebenfalls verhindern. Das nächtliche Flattern des Gaumensegels, das die Schnarchgeräusche hervorruft, soll durch die implantierten kleinen Kunststoffstäbchen stabilisiert werden. Diese Maßnahmen sind zur Schnarchtherapie wirkungsvoll, weniger jedoch, um die Schlafapnoe zu beheben.

Die **Osteotomie** ist ein großer operativer Eingriff, der eine kausale Wirkung (Heilung) der Schlafapnoe – im Gegensatz zur CPAP- oder Protrusionsschienen-Therapie – ermöglicht. Durch die operative Vorverlagerung des Ober- und Unterkiefers um ca. 10 mm wird der obere Atemweg derart erweitert, dass der Patient dauerhaft von der Schlafapnoe befreit ist und seine Lebensqualität dadurch gesichert wird.

OPERATIVE EINGRIFFE

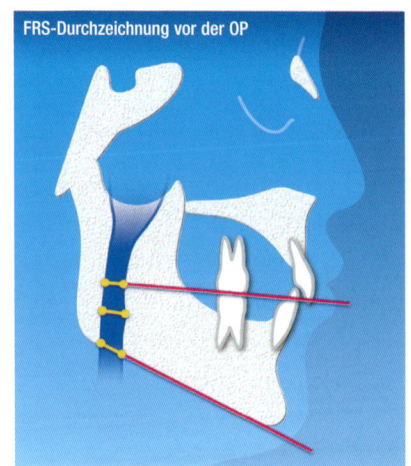
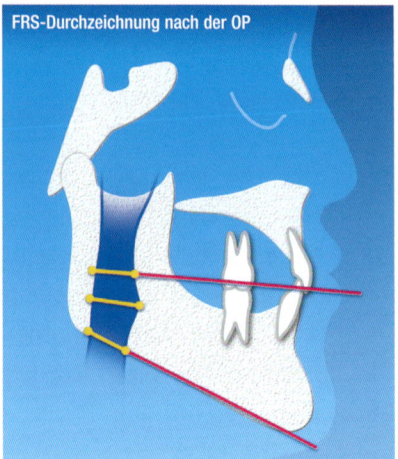

Chirurgische Vorverlagerung des Ober- und Unterkiefers erweitert die Luftröhre

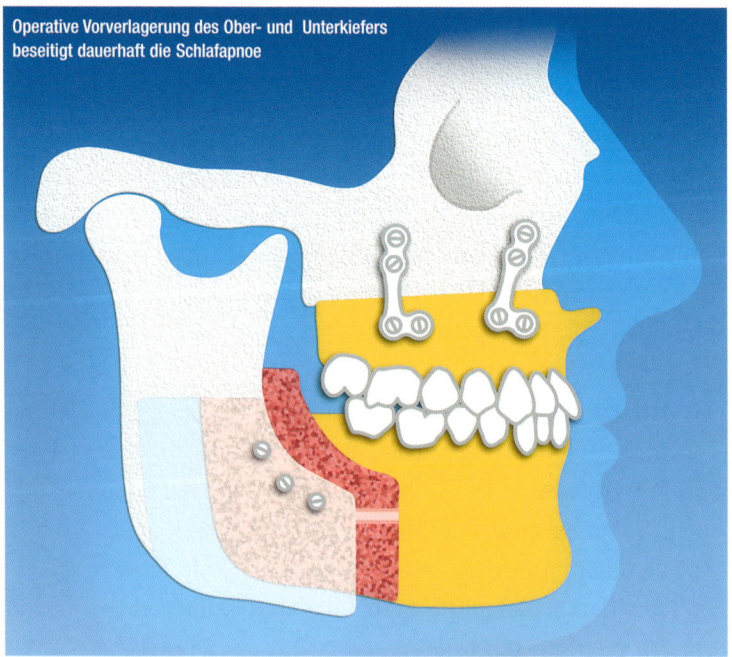

OPERATIVE EINGRIFFE

Zweifellos eine Behandlungsmethode, die für junge Patienten mit ausgeprägter Schlafapnoe sinnvoll erscheint: Sie erspart ihnen das lange Tragen einer CPAP-Maske, was ohnehin für viele Patienten eine psychische Belastung bedeutet.

Auch wenn die Behandlungserfolge eindrucksvoll sind, so kann damit nur punktuell relativ wenigen Patienten geholfen werden.

Luftröhrenschnitt (Tracheotomie)

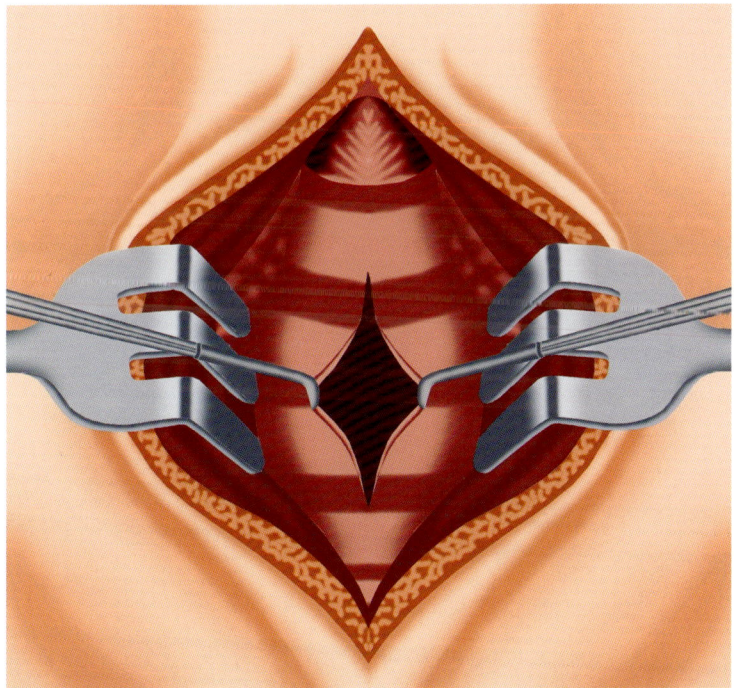

Bei schwerer lebensbedrohlicher Schlafapnoe ist ein operativer Eingriff notwendig. Bis vor ca. 30 Jahren war der Luftröhren-

schnitt (Tracheotomie) als einzige Maßnahme und noch vor dem CPAP-Verfahren bekannt:
Bei der **Tracheotomie** wird die Luftröhre von außen etwas aufgeschnitten und ein Schlauch, der mit einer äußeren Halterung versehen ist, in die Luftröhre eingeführt. Damit der Patient ungehindert sprechen kann, wird die Schlauchöffnung tagsüber mit einem speziellen Mechanismus verschlossen.

Dieser Eingriff gilt heute bei besonders schwerer Schlafapnoe als allerletzte Notmaßnahme, um Patienten nachts vor dem Ersticken zu bewahren.

Glossar

Hier werden häufig im Text vorkommende Fachausdrücke und Fremdwörter erklärt.

Glossar

Hier werden häufig im Text vorkommende Fachausdrücke und Fremdwörter erklärt.

Albträume	Psychisch belastende Träume
Apnoe	Atemstillstand, Schlaf-Apnoe = Atemaussetzer im Schlaf
Apnoe-Index (AHI)	Anzahl der Atemaussetzer im Schlaf. Durchschnittswert pro Stunde
Arousal	Weckreaktion im Schlaf, die unbemerkt die Schlafarchitektur zerstört
Arterielle Hypertonie	Bluthochdruck
Compliance	Bereitschaft zur Mitarbeit
CPAP-Therapie	engl. übers.: Kontinuierlicher positiver Atemwegsdruck (durch Nasenmaske)
Elektrozephalogramm	EEG = Aufzeichnung der Hirnstromkurven
Elektrookulogramm	EOG = Aufzeichnung der Augenbewegungen
Elektromyogramm	EMG = Aufzeichnung der Muskelspannungen
Exspiration	Ausatmung

GLOSSAR

Herzinsuffizienz	Unzureichende Herzfunktionen
Hypersomnie	Tagesschläfrigkeit, erhöhter Schlafbedarf. Unfähigkeit, sich wach zu halten
Hypertonie	Bluthochdruck (über 140/90 mm)
Hypopnoe	Atemflussverringerung um mehr als 50 %
Hypopnoe-Index	Anzahl der Hypopnoen im Schlaf Durchschnittswert pro Stunde Schlaf
Insomnie	Ein- und Durchschlafstörungen, Schlaflosigkeit
Inspiration	Einatmung
Lux	Maß von der Helligkeit des Lichtes – Einheitenzeichen = lx
Narkolepsie	Plötzliches Einschlafen mit Muskeltonusverlust
Non-REM-Schlaf	Begriff für Leicht- und Tiefschlafphasen
Obere Atemwege	Oberhalb des Kehlkopfes, Rachen, Mund und Nase
Obstruktion	Behinderung der Luftströmung durch Verschluss des Atemweges

GLOSSAR

Obstruktive Schlafapnoe	Zeitweiliger Atemstillstand durch Kollabieren der Schlundmuskulatur und des Zungengrundes
OSAS	Obstruktives Schlaf-Apnoe-Syndrom
Parasomnie	Ereignisse während des Schlafes (para = daneben; somnia = Schlaf)
Pavor Nocturnus	Hochschrecken im Schlaf
Pharynx	Rachen, oberer Atemweg
Polygraphie	Screeningverfahren bei schlafbezogenen Atmungsstörungen, auch ambulant möglich
Polysomnographie	Diagnoseverfahren im Schlaflabor bei schlafmedizinischen Erkrankungen durch Aufzeichnung elektrophysiologischer Messdaten
REM-Schlaf	Stadium schneller Augenbewegungen, Traumschlaf z. T. mit Ausleben im Schlaf
Restless-Legs-Syndrom	Unbewusste Beinbewegungen im Schlaf
Schlafapnoe	Atemstillstand im Schlaf von 10 sec und länger
Schlafhygiene	Vorbedingungen für einen erholsamen Schlaf, was gut tut bzw. unterlassen oder eingeschränkt werden sollte

GLOSSAR

Syndrom   Komplettes umfassendes Krankheitsbild

Vigilanz   Grad der Wachheit im Gegensatz zu Schläfrigkeit am Tage

Zirkadian   Schlaf-/Wach-Rhythmus, der z. B. durch Schichtarbeit an einem Tag gestört ist (circa = ungefähr; dies = Tag)

Literatur- und Abbildungsverzeichnis

Brandenburg, U. *Grundlagen der technischen Ausbildung 4.5.1 – 4.5.6* aus Schulz, H. (Hrsg.) Kompendium Schlafmedizin. Ecomed-Verlag 1997
Brandenburg, U. *Entwicklung der kardiorespiratorischen Polygraphie,* SOMNOJournal 4/2008
Bundesgesetzblatt N. 55 *Verordn. zur Änderung fahrrechtlicher Vorschriften* 1998
Füller, I. *Fit durch gesunden Schlaf.* Stiftung Warentest, Berlin 1994
Füller, I. *Wenn der Schlaf gestört ist.* Stiftung Warentest, Berlin 2002
Grabowski, R. et al. *Das kieferorthopädische Risikokind,* zfv Herne 2009
Hinz, R. et al. (Hrsg.) *Schlafmedizin,* zfv Herne 2005
Hinz, R. *Interdisziplinäre Schlafmedizin und zahnärztliche Leistungen,* SOMNOJournal 3/2004
Hochban, W. *Chirurgische Therapie der Schlafapnoe,* SOMNOJournal 3/2002
Mayer, G. et al. *S3-Leitlinie Nicht erholsamer Schlaf,* Somnologie, Bd. 13/2009
Orth, M. et al. *Unfallrisiko bei OSAS,* SOMNOJournal 4/2001
Orth, M. et al. *Vigilanz und Fahrtüchtigkeit,* SOMNOJournal 7/2009
Penzel, T. et al. *Schlafstörungen,* Robert Koch-Institut Berlin 2005
Pirsig, W. *Schnarchen* Hippokrates-Verlag GmbH, Stuttgart 1988
Pirsig, W. *Geschichte chirurgischer Therapie bei SBAS,* SOMNOJournal 3/2007
Sanner, B. et al. *Schnarchen und Schlafapnoe,* Kohlhammer GmbH Stuttgart 2010
Staedt, J. et al. *Schlafstörungen im Alter,* Kohlhammer GmbH Stuttgart 2009
Weeß, H.G. *Durchführung und Auswertung der Polysomnographie,* SOMNOJournal 2/2001

Weeß, H.G. *Sekundenschlaf am Steuer endet häufig tödlich*,
SOMNOJournal 2/2004
Wiegand, Th. *Thermoplastische intraorale Testgeräte*,
SOMNOJournal 4/2001.

Grafiken:
Seiten 5, 13, 16, 18, 23, 33, 41, 55, 64, 67, 69, 83, 84,   Sanofi-Aventis
Seiten 20, 24, 58, 65, 72, 89, 100, 101,111,   Zahnärztlicher Fach-Verlag
Abbildungen:
Seiten 5, 99, 106, 107, 110, 115,   Heinen + Löwenstein
Seiten 104, 105, 121, 123, 124, 125, 126, 127,   ResMed
Seiten 73, 74, 75, 76, 79, 9192, 93, 102, 112,
113, 114, 117, 119,   Zahnärztlicher Fach-Verlag